【文庫クセジュ】

プリオン病とは何か

ピエール＝マリ・ジェド著
桃木暁子訳

白水社

目次

序

これらの神秘は私を仰天させるので、
私たちはそれらの組織者だという振りをしましょう。

ジャン・コクトー『エッフェル塔の花婿花嫁』

世界保健機関（WHO）は、一九九六年以来、次のような警報を出していた。「われわれは、感染症の新興によって生み出される危機の前夜にいる。どの国もこの問題から守られてはいないし、この問題に無関心でいることはできない」。WHOによって提供される最新の公式の数字によると、感染症は、世界で年間一三〇〇万人以上の子供の死を引き起こし、世界の子供の死亡の第一原因に帰り咲いた。病原体が人間集団に感染するこのような性癖は、もちろんこの二十一世紀初めの特性などではない。紀元前四三〇年のアテネで多数の死者を出した大流行病、あるいは「黒死病」の名で十四世紀のヨーロッパの人口の半分以上を死亡させた大流行病が本当は何だったのかについて、まだ答えは得られていない。逆に、二十世紀の変わり目に実現されたいくつかの重要な科学の発見のおかげで、大きな希望が生まれた。公衆衛生に関する最初の真の革命は、ルイ・パストゥールとロベルト・コッホのおかげである。[1] 希望を担う第二の波は、その数年後に生まれた。そのとき、抗生物質を用いた最初の治療が、きわめて有効であることが明らかになったのである。一九二八年に偶然、ペニシリンを発見して、フレミングは何百万人という命を救い、そうして人類にとっての大きな希望を湧き立たせた。抗生物質の時代以前は、微生物が医師と病人の恐怖となる世界があった。そして、抗生物質の到来ののちには、別の世界が現われた。

(1) パストゥールが近代微生物学の幕を開けたのは、自然発生の理論に反論してのことである。パストゥールは無菌法を樹立し、感染症の病因学の現在の基礎を確立した。コッホはといえば、一八七七年にヒツジの炭疽病と人間の炭疽病の原因となる菌を分離した。正確で綿密なみずからの方法に裏づけられて、この二人の学者は「微生物——感染症」という新しい関係を主張したが、これにはいたる所から異議が申し立てられるのだった。

現在の感染症の再興は、おそらく、環境の変化、無統制な都市化、貧困の増大、グローバル化、国際的な移動の増加によって助長されている。[1] こんにち、多くの感染症が地理的国境を容易に越え、種の壁を知らないことがわかっている。このため、多くの感染症は、動物から人間へ、人間から動物へ、感染することができる。エイズ、肝炎、出血熱などの人間の病気は、ある感染因子によって引き起こされるが、そのような感染因子は、最も多くの場合、家畜または野生動物によって運ばれるものである。[2] 新しい感染症は、寄生虫（条虫、トキソプラズマ症など）、細菌（リステリア症、サルモネラ症など）、ウイルス（狂犬病、インフルエンザ、エイズなど）など、病原体を同定するためになしとげられた進歩に応じて、次々に発見された。感染症のあるものは、人間集団にとって軽微な結果しかもたらさなかったが、あるものはもっと大きな被害を与えた。「スペイン風邪」は、一九一八年に二〇〇〇万人近くの死者を出したが、これは第一次世界大戦の四年間の総死者数よりずっと多い。現在、ある種の感染因子に結びついていて、特定の一種以上の動物について知られていて、公衆衛生に関して危険であるかもしれないリスクのすべてがわかってはいない。たとえば、人間にとっての病原作用がまだはっきりと証明されていない感染因子、同定されていない感染因子、これから発見されるべき感染性粒子が問題なのかもしれない。大多数の場合、病原体をかくまっている動物保有宿主（貯蔵庫）という概念が、これらの感染の疫学を理解するために重要である。

（1）参考文献【一六】による。
（2）これらの病理は人獣共通伝染病とよばれている。一九九九年には、人間で再燃しつつある風土病として、マラリア、結核、ペスト、コレラがあげられる。流行病としての様態については、とくに黄熱とデングがあげられるだろう。

生活と住居の衛生の改善、ワクチン接種の一般化、抗生物質の発見によって、現代人は感染症を制圧し、感染症の脅威を過去のものとして追放できると思っている。しかし、住民の移動、世界の漸進的なグローバル化、(1)世界の人口の増加、(2)あるいはさらに、多剤耐性細菌がたえず増加して優勢になる傾向に現われる抗生物質の集中使用は、(3)どれも、新しい病気の新興や古い病理の再興を助長する要因である。事実、生活様式や環境のあらゆる変化は、生態系の変形の原因であり、病原体の保有宿主、伝播性媒介動物の密度、あるいは宿主としての人間の密度の上昇を伴う。私たちを取り囲む空気は、免疫系を弱らせる可能性のある物質でだんだん満たされ、このことが私たちをより脆弱にする。免疫系の弱化と、抗生物質の過剰摂取に結びついた細菌の耐性の増加は、世界的に主要な関心事の一つとなった。アメリカ合衆国を例にとると、一九九九年の食物による感染数は年間三二〇〇万人で、合計一万人近くの死者を出した。

(1) グローバル化は病気の発達要因をなす。病原菌がこんにちでは飛行機の速度で移動することができるからである。たとえば、一九八七年にメッカへ赴いた一〇万人のうちの八パーセントが、それぞれの母国へ髄膜炎とともに帰国した。

(2) 二〇〇〇年には、地球の人口は六〇億人を数えるが、この数字は二十世紀の初めには一〇億を越えなかった。人口のこのような大きな増加は、地球の歴史において前代未聞のことである。それ以前の世紀には、人口の増加は数千人程度だった。こんにちでは、人口増加は巨大都市が出現する原因であり、その周囲にできている境界的世界（貧民街、非衛生的な郊外地帯など）は、感染症の真の貯蔵庫である。

（3）抗生物質の人間への使用が、強力な耐性を作り出してきた。感染を予防するため、あるいは家畜の飼料に成長促進剤として治療用量以下の量を添加するというような動物への使用は、抗生物質に対する病原菌の耐性を高めるのに貢献したかもしれない。

感染症の新興は、奇跡を行なう哀れな探求者である私たちを、ある日ゼウスの秘密を暴いたために山の頂きまで岩石を転がしていくことを余儀なくされたシシュフォスに似たものにする。ライフサイエンスの研究者たちによって掲げられる目的が余命を引き延ばし続けることであるのに対して、伝染病は、私たちがどんな反撃をも組織できないまま、私たちを脅かす。科学コミュニティーの無能さを暴露するこれらの危険は、抗生物質の使用で耐性になった細菌、新しいウイルス、あるいは異常な病原体の形をとるかもしれない。これは、科学者たちが休みなくこの敵意にみちた顕微鏡の世界に抗して進める真の戦いなのだ。

さらに憂慮すべきことだが、微生物とウイルスのあとに、ホモ・サピエンスはあらたに、目をくらますような、困惑や恐怖を抱かせるような感染性・伝達性の病気の新興に脅かされている。それはプリオン病である。プリオン病は、人間と動物の感染症の病理で知られているどのカテゴリーにも対応しないため、科学・医学コミュニティーが対決する最大の挑戦の一つとなっている。ウイルス学と未知のもの、生きているものと生命のないものの境界で、これらの病気は同時に、保健衛生と政治の責任者たちに恐ろしい問題を提起する。とくに政治責任者たちには、科学的確実性なしに予防策をとることを強いる。[1] これほど居心地の悪い情況で、いかに公衆衛生を狙う脅威を過小評価しないようにするか。逆に、とくに汚染血液やホルモンについての最近の裁判事件で、回収・販売責任者だけが懲役判決を受け、政治家には嫌疑がかけられなかったという重い結果を考慮すると、いかにリスクを過大評価しないようにするか、したがって、最も顕著な場合に予防原則[2]という形で現われるような、安全をもとめるあまりの抑圧に陥らないようにするか。最近の科学的観察結果はまだこのジレンマを解決することができないが、人間の介入によって引き金がひかれてプリオン病が大量に広まったことは、相変わらず唯一の確かなことである。思い起こせば、プリオン病の最初の臨床症状の出現に関与する病原メカニズムについての科学的論争は、終わるには程遠い。それでも、この数年のあいだに、プリオン病の病原性のメカニズムを説明するべく、実質的な進歩が遂げられた。プリオン病の大部分が、ある感染因子によって伝達されることにはもはや疑いないが、その感染因子の本質と正確な伝達様式についてはまだ議論の余地がある。[3] 多くの論証が示唆するように、それは、通常は神経細胞などの表面に存在するある蛋白質の、悪さをするコンフォメーション（分子の三次元的立体構造）というだけの問題だろうか。ある蛋白質がそれ自体感染因子であるということは、確立された諸概念に反する。この蛋白質は、まだつかまらないウイルスタイプの感染性複合体の重要な構成成分の一つにすぎないのでないか。科学コミュニティーの一部を揺さぶるパラダイム論争を越えて、ここで提起されているのは、人間という種の成り行きにかかわる問題なのである。ゆえに、あの謎の因子の正体は何なのだろうか。それは、これから見るように、あらゆる形の人肉食に有罪判決をくだすようにみえる。「狂牛」の物語の背後に、神によって創造された秩序に罰せられずに違反しようとしたことへの懲罰の形を見なければならないのだろうか。これらの疑問は、政治部門、経済部門に関係するだけでなく、倫理的基礎にも属する。というのも、これらの疑問は、人間のライフサイエンスに対する関係という微妙な問題を提起するからである[4]。このような性質の疑問に対するもっと自然主義信奉者的でない態度があるとすれば、それはあきらかに、リスクの論法を社会的、政治的に支配することである。現代の技術・科学的言説と歩をともにする度外れのパニック[5]がやむように、いまこそ、このことを理解させ、情報と議論をもっと一般大衆の討論に取り入れられるような手順を実行しようと試みるときである。この情報鎖の断絶があった場合、その代わりの危険は、科学的、技術的進歩の「有害な」作用に対する絶対的不信感が戻ってくることであろう。そのような情況の逆転があると、「ライフサイエンスの法則」への違反に対する神聖な恐怖が現代化された形で現われ、予防原則が濫用されることになるかもしれない。[6]

(1) 参考文献【二五】による。

(2) この原則はバルニエ法（一九九五年）によって法律になった。バルニエ法は次のように規定している。「確実性のなさが、重大で非可逆的な被害を予防するための効果的、かつ釣り合いのとれた対策の採用を遅らせてはならない」。フィリップ・クリルスキーとジュヌヴィエーヴ・ヴィネによる首相への報告書『予防原則』（パリ、一九九九年十月）も参照。

(3) 参考文献【二〇】による。

(4) ここで私たちに興味のある問題は、人間というもののまさに定義である。人間と動物たちのあいだに連続性はあるのかないのか、もしあるとすれば、人間というのはこの動物の世界に完全に組み込まれているのだろうか。生物学者の視点からは、人間は自然の存在、多くの動物の一つにすぎない。自由の哲学——たとえばルソー、カント、そしてとくにフッサールの哲学——の伝統は、この唯物論的、生物学優勢のビジョンと対照的である（参考文献【一三】参照）。

(5) 近代化の原因を熱狂的に受け入れたのちに、世論はこんにち、最小のリスクももう受け入れたくない、というような臆病風に見舞われている。この同じ大衆が飲酒し、喫煙し、車を運転し、それと同じくらい現実的なさまざまな危険と戯れることをためらわないだけに、「リスク・ゼロ」という不可能な要求はいっそう過剰なものに見える。海綿状脳症の原因となる感染因子によって汚染されるという致命的なリスクが、私たちのいろいろな社会的実践のあいだに起こるリスクにくらべて小さなリスクであることは、けっして十分には喚起されないだろう。

(6) 現在、認識されたリスクと現実のリスクのあいだには大きな隔たりがある。科学者はそれに慣れるほうがよい。すなわち、リスクに関する議論は、民主的生活と科学的政治の新しい形の一つになったのである。

第一章　新興感染症

世界の本当の神秘は見えるものであって、見えないものではない。

O・ワイルド『ドリアン・グレイの肖像』

地理的国境や種の壁がない感染症は、人びとが闘うことができたがいくつかの理由で再来した古い病気、はっきり同定されているが根絶が難しいために現役でいる病気、あるいはまた新しい病気であるかもしれない。一種以上の動物でずっと以前から知られている感染症が、のちに他の動物種にとっても病原性であるとわかることもある。同様に、制圧されていると思われていたいくつかの災いが、非常に病原性の高いある種の細菌が抗生物質に対する耐性をもったおかげで、再び現われることもある。

I　新興感染症の定義

新興感染症とは、以前には知られていなかったが、最近になって同定された感染からくる病理で、地域レベルでも国際レベルでも公衆衛生の問題を引き起こすものである。これらの感染症は、最も多くの場合、診断技術の改良によって、または、あるリスクが以前は過小評価されていたことを証明するような、掘り下げた疫学的研究によって同定される。新しい病気の出現は、最も多くの場合、病原体が種の壁を越えることを明らかにする。たとえば、恐ろしい新変異型クロイツフェルト・ヤコブ病（nv-CJD）は、最初の臨床徴候が現われてから急速に若い患者の死を引き起こすものだが、原因は牛海綿状脳症（BSE）の因子で、食物連鎖を通して偶然伝達される。種の壁を飛び越える例は、哺乳類の世界で数多くみられる。WHOの情報によると、こんにち、新しい細菌またはウイルスの存在を伴う八つの病気が数えられる。

1　細菌病

レジオネラ・ニューモフィリア——アメリカ合衆国のある集会で起こった重い肺炎の勃発に関する疫学的調査によって、一九七七年、原因の病原体として、この細菌をすばやく同定することができた。以後、この細菌は、空調システムあるいは温水生産システムの機能障害に伴うさまざまな勃発に結びついてきた。

大腸菌０１５７：Ｈ７——一九八二年に検出されたこの細菌は、通常、汚染された食物を介して感染する。この細菌は、アジア、ヨーロッパ、北アメリカなど多くの大陸を襲った出血性尿毒性症候群の勃発の原因である。一九九六年に日本で起こった大規模な勃発のときには、学校の生徒で六〇〇〇例以上が数えられ、そのうち二例が死亡した。スコットランドでは、たった一回の激しい勃発のあいだに、四九六人が発病し、そのうち一六人が死亡した。

ボレリア・ブルグドルフェリ——これは、ライム病の原因病原体である。この細菌は、一九八二年に、アメリカ合衆国で初めて検出された。こんにち、この細菌は北アメリカとヨーロッパでエンデミック（風土病）として猛威をふるい、そこではダニによる人間への伝播が疑われる。

コレラ菌０１３９——一九九二年にインドで初めて検出されたこの細菌病原体は、それ以来、アジア人びとのあいだでこの細菌が広がることを助長している。

の七か国で告発されている。新しい血清型が出てきたことが、以前の接触によって免疫を獲得していた

2　ウイルス病

エボラウイルス——このウイルス病原体が原因の最初のエピデミック（流行）は、一九七六年に現われた。一九七七年には新しいウイルスの発見が知られた。ＷＨＯの公式の数字によれば、コートジボアール、ガボン、コンゴ民主共和国、スーダンの熱帯アフリカ四か国で一〇五四症例が報告され、そのうち七五四人が死亡した。エボラウイルスのアジア株に感染した数頭のサルが、フィリピンから一九八九年と一九九〇年にアメリカ合衆国へ、一九九二年にイタリアへ輸出された。実に幸運なことに、このアジア株エボラ＝レストンは、人間に病原性があるようにはみえない。

ヒト免疫不全ウイルス（ＨＩＶ）——エイズの原因ウイルスが同定されたのは一九八三年のことである。一九九八年六月には、エピデミックの始まり以来フランスの当局によって届け出られた患者数は二〇〇万人近くを数えていた。エピデミックの出現以来、世界中でＨＩＶに感染した人の数は三一〇〇万人、エイズまたはエイズに結びついた病気で死亡した人の数は一二〇〇万人と推測される。

C型肝炎ウイルス――一九八九年に同定されたこのウイルスは、世界の輸血後肝炎の最も多い原因である。このウイルスは、日本、アメリカ合衆国、西ヨーロッパにおける肝炎の症例の九〇パーセントの原因である。このウイルス病原体に感染しているのは世界の人口の三パーセントと推測される。これは、のちに肝硬変ないし肝臓がんを発症する可能性のある慢性保有者が一億七〇〇〇万人いるということになる。

A型インフルエンザウイルス（H5N1）――これは、鳥類でよく知られたインフルエンザウイルスで、一九九七年に人間で初めて同定されたものである。インフルエンザウイルスは、唾液の飛沫や、粘液が空気中に咳やくしゃみで飛び散り広がることによって、きわめて容易に人から人へ伝播される。この伝播様式は、閉鎖された環境で特別効果的で、それはまた、冬の生活様式に縁の深い情況である。また、たとえば汚染された人に操作されたドアのノブや電話の受話器のような物の表面に接触することによっても伝播される。乗客の空路による輸送も、ウイルスがある国から別の国へ、したがって世界中にすばやく伝播されるのを助ける。

Ⅱ　再興感染症の定義

再興感染症とは、知られているが非常にまれなので公衆衛生上、本当に問題であるとはもはや見なされていなかった感染が再び現われること、あるいは増加することに対応する。たとえばコレラは、すでに消滅していた国々や大陸で、再び出現した。コレラは、給水や排水のシステムの荒廃、食物の清潔さに関する対策の不十分さに比例して広まる。一九九一年には、コレラの七回目のパンデミック（汎流行）がアメリカ大陸を襲ったが、アメリカ大陸ではそれまで一〇〇年間一例も記録されていなかった。この年、南アメリカの一〇か国以上で三九万例以上が届け出られ、これらの国々全体で世界で観察された症例数の三分の二を記録した。一九九七年には、コレラの勃発はおもに東アフリカを襲い、世界の症例数は一九九一年以来減少していたにもかかわらず、一九九七年には世界で一四万七〇〇〇例以上が届け出られた。その一年後、エピデミックは東アフリカと南アフリカに広がり、新しい勃発が南アメリカで数えられた。

コレラと同様に、デング熱は、再興感染症が現われうる保健衛生の枠組みがどういうものかを、よく示している。この病気は、一九五〇年代以来、東南アジアの多くの場所で広がり、一九九〇年年代にアメリカで再び出現したが、それはカの防除活動が衰退し、同時に、都市化された地帯で媒介カが増殖した結果だった。デングウイルスによる感染は、アジアと、ごくまれにアメリカで、出血熱の症例として現われ、一九八一年にキューバで起こった重い勃発にいたった。それ以来、この出血熱はアメリカ大陸全土に広がった。

ジフテリアの場合は、一九九四年にロシア連邦および他の旧ソ連の共和国で再び出現した病気で、これも典型的である。届け出のあった症例数五万以上というこのエピデミックは、一九九五年に最高に達した。ジフテリアのこのような突然の再出現は、ソビエト連邦の崩壊に続く混乱期に保健衛生業務が解体した結果、ワクチン接種プログラムが劇的に衰退したことを現わしている。その後、ワクチン接種プログラムは再開し、症例数の減少傾向が始まったようにみえる。

最後に、黄熱の最近の歴史が明らかにするのは、効果的なワクチンが存在する病気が、そのワクチンがもはや広く投与されなくなったとたんにいかにエピデミックを引き起こし続けるか、である。こんにち、黄熱は、アフリカの三三か国と南アメリカの八か国で脅威となっている。一九八五年以来、症例数の規則的な増加、あるいはこの病気を届け出る国の数の規則的な増加が記録される。ただし、これらのデータは現実の情況をはるかに下回っている。勃発は、保健衛生当局の注意を逃れるような人里離れた地域で一般に生まれる。黄熱は、熱帯林地帯に特徴的な病気で、そこでウイルスはサルの体内で生存する。人間たちはウイルスを自分の村まで持ち帰り、もし媒介カが存在すれば、病気はすばやく広がることができ、免疫のない患者で多くの犠牲者を出す。

Ⅲ　感染症の病因学的要因

いま述べてきたように、いくつかの新しい作用因が感染症の新興（あるいは再興）に貢献している。しかし、新しい感染の大部分は相変わらず人間による要因と結びついている。世界で生活する人、移動する人の数の増加、効果的な排水システムがない都市の人口過剰、国際貿易の実質的な増加、食品の大量流通、病気の媒介動物および保有宿主への接触の増加は、どれも、新しい病気が生まれ出ることを容易にする要因である。また、住民の需要に応える能力がないいくつかの国々における、公衆衛生のインフラストラクチャーの解体をあげることができるだろう。しかし、新しい感染症が現われるのに最も都合の良い土壌を提供するのは、観光産業である。旅行は、世界を横切って病気が伝播されるのをつねに助長してきた。世界観光機関（WTO）によって報道されたデータによると、二〇〇〇年には五億七〇〇〇万人の旅行者が国境で数えられ、そのうち一億二七〇〇万人が、目的地に到達するためにいろいろな大陸の全土を横切っていた。

これは一つの証拠だが、さらに思い起こしてみると、感染症は私たちのあいだにとどまり、そして発達し、消滅し、再び現われるだろう。[1] グローバル化が感染症の分散を加速する一方で、感染症の耐性は増加するだろう。監視を強化し、より良い公衆衛生システムを作り出し、抗生物質を投与する人びとを教育し、新しい抗生物質の探索を続けることによって、私たちは感染症に対してより効果的に戦うことができるだろう。最も重要な挑戦は、それゆえ、すでに存在する病気と戦いながら、まだ知られていない病気に対して戦うための資金と人材を十分に保持することである。

（1）ある病気が消滅すると別の病気が現われるという規則でもあるかのようだ。たとえば、一九八〇年に天然痘が公式に根絶されると、エイズのエピデミックがそれと同時に致命的な被害を出し始めた。

Ⅳ　病原体の本質

こんにち、生物学的要因とならんで、環境の変化だけでなく私たちの生活の質と文化的習慣の変化が、新しい感染の到来を助長することがわかっている。病原体は新しい環境に適応し、病原体の拡散はその環境によって助長されるかもしれないし、ブレーキをかけられるかもしれない。このようなプロセスの危険な性格を示す一例として、ニューヨークでの西ナイルウイルスの伝播があげられる。この病原体は脳炎を引き起こす。この病原体が昆虫によってヨーロッパに運ばれないように、ニューヨークを離陸するすべての飛行機の機内に殺虫剤を噴霧することが提案された。ロシアでは、結核とジフテリアの再発は、悪質な管理、貧困、保健衛生システムの崩壊、政治の腐敗によって助長された。アフリカでは、指導者たちは一〇年以上前から、HIVのエピデミックの規模をよく知っているが、しかし欠けているのは、問題を解決しようという政治的意志である。

知ってのとおり、感染症には私たちの地球村の国境がない。病原生物を同定し、監視し、それらと戦う私たちの能力がコンスタントに進歩しているにもかかわらず、人間集団はどこでもだんだん感染症にかかりやすくなっている。新興感染は、最近発見された病原体による病気と、既知の感染因子の新しい株から生じる病気に分けられるが、原因はさまざまで、そのうちいくつかのものはいまだに神秘に包まれている。すべての場合において、これらの病気は、ある宿主がある病原体（生物、細胞、分子）に侵入されることに対応し、この病原体は繁殖するために、宿主の多少なりとも重要なある種の機能を必要とする。大部分は、急性感染の典型的な症状、すなわち、熱、頭痛、筋肉痛、嘔吐、下痢を生じる。病気によっては、いまだにどんな治療をしてもおさまらない。古典的には、感染症の三つのカテゴリーが区別される。すなわち、細菌によって引き起こされる感染、ウイルスが原因の感染、そして寄生虫病である。あとで述べるが、今後、このリストにプリオン病を加えるのが適当である。プリオン病は、既存の感染病理のどれにも分類されえない。古典的には、細菌性感染因子またはウイルスは、自分の遺伝物質、すなわちゲノムを運び、自分が感染した宿主をこのゲノムの複製と増幅に利用する。プリオンは蛋白質の粒子で、いくつかのコンフォメーションで存在し、それとはかなり異なる複製戦略に頼っている。病原型プリオンが、正常型プリオンの感染型プリオンへの変形を誘発する特性をもっている。それは、アモルファス構造を結晶構造へ組織化する結晶が増殖するかのように増殖する。もう一つの注目すべき事実は、細菌やウイルスの存在が、これらの病原体の侵入に対して生物を守る役目を担った免疫系の応答を解発するのに対して、プリオンは、免疫系の警戒を完全に逃れている。これらの特徴がもたらす結果については、のちにもっと詳しくみることになる。

V　細菌

小さな生物（一〇〇〇分の数ミリメートル）で、原形質膜で区切られた一個の細胞からなる。核膜がないために、原核生物の仲間に属する（したがって、真核生物やウイルスと異なる）。より正確には、細菌は、光学顕微鏡で見える単細胞微生物で、ミトコンドリアのない細胞質、原始的な核装置、植物や動物のものとは異なるムコ多糖類を含む細胞壁を特徴とする。細菌の唯一の染色体は、細胞の機能に必要なすべての情報を含む遺伝子を担う。いくつかの種は、細胞の周囲や末端にある鞭毛のおかげで動くことができる。細菌は、単独で、または糸状、鎖状、塊状に連なって生きることができる。自然界に非常に広まっていて、細菌は、腐生生物として土中、水中、人間や他の動物の自然の腔のなかで生きたり、動物や植物の寄生体として生きたりする。細菌は自律した要素で、増殖するために栄養素を必要とする。ある種の細菌は、自分の構成成分をすべて合成できるので、独立栄養体と言われる。別の細菌は、近くの環境に成長要因を必要とするので、栄養要求体と言われる。細菌は、特別の物理化学的条件を必要とし、とくに最適温度は摂氏三七度である。その代謝の性質によって、三つのカテゴリーが区別される。酸素の存在下でしか生育しないもの（偏性好気性細菌）、酸素が毒になるもの（嫌気性細菌）、そして酸素のない状態に適応できるもの（これは、医学的関心がもたれる細菌の大部分の場合で、通性好気性細菌と言われる）である。環境条件がそろえば、細菌は、母細菌の単純な分裂で二個の同一の娘細菌を生み出すことによって増殖する。

細菌は、残念なことにこんにちでは、耐性を作る。初めは、ブドウ状球菌や連鎖球菌は、それまで想像したこともなかった抗生物質の出現に驚き、この新しい化学兵器の攻撃に屈したように見えた。このために細菌は根絶されようとしていたのだろうか。いや、そうではない。根絶されるだろうという希望を人間にもたせてから何年かののち、細菌は、こんにち、抗生物質に立ち向かい、耐えることを可能にする武器庫を発達させることができた。最初の耐性菌は、科学コミュニティーを驚かせた。そしてそれ以後、新しい抗生物質分子を発明しなければならなくなった。細菌が新しい抗生物質分子の存在につねに慣れることができると確認されるだけに、驚きは大きかった。こんにちでは、このような適応の分子生物学的、遺伝学的基礎はわかっているのだが、このプロセスのエスカレーションは続き、新しい多剤耐性菌は相変わらず出現している。たとえば病院内で、住居を定めた細菌は病気の真の貯蔵庫となり、弱った病人を襲うことがある。これが有名な院内感染で、病院部門の死亡率の一部の原因である。

VI ウイルス

ウイルスのおもな特徴の一つは、細菌と比較してサイズが小さいことである(一〇億分の数ミリメートル)。この理由で、ウイルスは光学顕微鏡では見えない。逆に、電子顕微鏡を使えば、現在ではウイルスを観察し、その大きさと形から分類することができる。ウイルスは、細菌を通さないフィルターのメッシュを通過することができる。ときに「限外濾過体」と名づけられ、パストゥールは、狂犬病の原因となる感染粒子のことを「細菌の下のもの」とさえ言っていた。ウイルスは、生物の世界で特別の地位を占めている。なぜなら、植物、細菌、真核細胞ときわめてはっきり区別されるからである。それは、自分の唯一の遺伝物質から増殖する感染性の実体である。すなわち、その実体は、複製の自律性をまったくもたず、したがって宿主細胞の生化学的機能を必要とするのである（絶対寄生の場合である）。ウイルス粒子は細胞のなかでしか増殖することができず、その細胞の機械装置がウイルス蛋白質の合成のために使われる。それでウイルス、つまり核酸[1]の小さな断片がキャプシドとよばれる非常に耐性のある蛋白質のカプセルに閉じ込められたものだが、それがこっそり細胞に組み込まれて生育し、細胞を殺す。一つのウイルスの正常な生活環は、細胞への感染、寄生された細胞によるウイルス蛋白質の製造、ウイルスゲノムの複製、これらすべての要素を原料としたウイルス粒子の構成を含む。一般的には、これらの段階の全体が宿主細胞の溶解を引き起こす効果をもつ。

（1）核酸は、細胞核だけでなく真核細胞のミトコンドリアや葉緑体のなかにも存在する長い鎖状分子である。核酸分子は、五炭糖のリボース（RNAの場合）またはデオキシリボース（DNAの場合）、リン酸、プリン塩基（アデニン、グアニン）またはピリミジン塩基（シトシン、チミン、ウラシル）から構成されている。

エイズの原因ウイルスは、ウイルスというものがこの点で危険であること、あるいはさらに致死的であることを思い出させようと、私たちを呼び止めたにちがいない。ウイルスはときには、インフルエンザのような良性の障害の原因となる。単なるインフルエンザが毎年何千人もの人を殺すことがあるとしてもである。もっと危険なのは、エボラあるいはマールブルクの名をもつ新しいウイルスである。唾液、血液、そしてときには乳に運ばれて、これらのウイルスは数週間で、あるいは数日で、どんな治療もそれをとめられないまま、死にいたらしめる。最後に注意しておくと、ある種のウイルスは、遺伝的に素質のある個人でしか病気を引き起こさない。逆に、一つの遺伝子の一つの突然変異がウイルス病に対するある種の耐性を付与することがある。あとでみるが、プリオン病の病因に関するある仮説によれば、特別の、極端に小さい、「ウイリノ」と名づけられた形のウイルスが、感染因子の病原作用に結びついていると考えられていた。

VII 寄生生物

寄生生物とは、動物または植物で、その存在の一時期または全期間にわたって、ある別の生物によって生産された物質をずっとまたは一時的に食べて生活するものだが、例外的な場合を除いてその生物を殺すことはない。この理由で、寄生生物は宿主から離れて生きることはできない。外部寄生者（ノミ、ダニなど）と内部寄生者（回虫、条虫など）が区別される。一般的に、寄生は、寄生生物とその宿主のあいだの長い進化の結果で、その進化の途上で寄生生物は形態的、機能的、生態的に自分の宿主に適応する。多くの寄生虫病のなかから、マラリアの例をとると、寄生虫は単細胞生物のマラリア原虫で、カが刺すことによって人間に感染する。

Ⅷ　プリオン

プリオンとは、多くの生物によって自然に生産される蛋白質で、情況によっては、強い感染力を獲得することがある。他の何百という蛋白質とならんで、プリオンは神経細胞の膜に付着した状態で存在し、脳の正常な機能に貢献するが、プリオンの機能は正確には知られていない。ひとたび生物の体内に入れば、この蛋白質の病原型は、免疫系の防御反応をまったく引き起こさない。

プリオンは、非常に小さいサイズ（一五～四〇ナノメーター）が特徴である。これらの蛋白質のなかに、遺伝物質（DNAまたはRNA）の存在が証明されたことはない。一九七〇年以来言及されたそれらの遺伝物質の存在は、一九八一～一九八四年には疑われた。なぜなら、患者の脳組織を精製することによって、一つの感染性の蛋白質を分離することができたからである。この蛋白質だけが健康な人に注射されると、それはその人を病気にする力をもつ。逆に、この蛋白質が宿主に到達しないと、感染した脳の断片を注射しても病気は現われない。感染した患者のプリオン蛋白質は、いまでは完全に知られている。それは、通常は健康な人に存在するある蛋白質の異型であることがわかった。つまり、プリオン蛋白質は、私たちの脳に通常存在する蛋白質と組成が同じだが、空間的に異なるコンフォメーションをもつのである。思い出してみると、蛋白質は簡単な構成要素、すなわちアミノ酸[1]が連なったものである。このアミノ酸の鎖が蛋白質の一次構造をなす。この鎖は次に折り畳まれて、空間の三次元構造によってその蛋白質に固有のコンフォメーションを与える（これが蛋白質の二次構造と三次構造である）。

（1）アミノ基とカルボキシル基を含む小さな分子。蛋白質中には二〇種類が知られている。アミノ酸の配列が蛋白質の長い分子の鎖に特異性を与える。

ヒツジのスクレイピーとよばれる病気の原因となる感染性粒子の生化学的性質に関する研究を行ないながら、カリフォルニア大学の神経学者、スタンリー・プルシナーは、あるヒツジの病気の原因となる粒子の性質を決定しようと試みた。このために、プルシナーは、病気にかかったヒツジの脳に含まれる感染因子を抽出しようとした。一九八一年、スクレイピーの原因物質を接種されたハムスターの脳の高度に精製された抽出物から、プルシナーらは、感染性が、ある疎水性蛋白質に依存していることを証明した。チームの研究者とともにプルシナーがこのとき確認したのは、この物質が蛋白質（より正確には糖蛋白質）のもつ耐性特性をよく示し、核酸がないかのような化学的挙動をすることである。ヌクレアーゼ、すなわち核酸を分解する酵素を介入させる処理工程は、まったく効果がなく、熱も同じである。逆に、蛋白質の三次構造を修飾する方法は、感染性を減少させる。一九八二年、科学雑誌『サイエンス』で、プルシナーは感染性蛋白質が存在するという仮説を提唱した。そしてこの感染性因子を「プリオン」（prion）とよぶことを提案した。これは頭字語で、「proteinaceous infectious particle」のアナグラムであり、「o」と「n」は「only」という副詞の頭二文字を表わしている。こうして作られた名称が思い起こさせるのは、病原体が感染性の蛋白質であり、感染がこの蛋白質の存在から生ずるのであって他の何ものの存在からでもない、ということである。プリオンは、したがって、新しい感染因子で、その特性は病原粒子の世界で完全に非典型的なものにみえる。プリオンは、脳、脊髄、神経繊維を冒す病理の原因である。もし、これらの病気の原因となる感染因子が未知のままなら、どうやってそれを追跡し、その本性を知ることができるだろうか。

（1）蛋白質や核酸の分子の基本的化学構造（蛋白質の場合はアミノ酸配列）を変えずに、表面的な化学構造を変えることを修飾という。この場合は、蛋白質の三次構造、すなわちポリペプチド鎖がとる三次元立体構造を変化させること〔訳註〕。

プリオンの特別なところは、従来の微生物や寄生虫の侵入に対して通常は効果のある物理的、化学的物質に耐える驚くべき性質をもっていることである。この感染因子の本質をよりよく把握するためだけでなく、プリオン病の疫学を支えるためにも、考慮すべき特殊な特性が数多くある。プリオンは従来の汚染防止または殺菌の方法に耐性がある。沸騰水でも、摂氏一二一度の従来のオートクレーブ（加圧蒸気滅菌器）でも不活性化されず、超音波、紫外線、電離放射線に耐える。紫外線照射による不活性化を試みた際になされた測定から、研究者たちは、プリオンの質量が一五〇キロダルトン(1)（一ダルトンは酸素原子一つの質量の一六分の一に相当する）より少ないと推測することができた。ホルモール、プロピオラクトン、洗浄剤は、部分的に中和する効果しかない。もっと悪いことに、ホルモールは、のちの熱処理に対する耐性を高めることがわかった。純粋苛性ソーダ、または二・五パーセントの次亜塩素酸ナトリウム（ジャヴェル水）で一時間処理すると効果があり、同様に、圧力下高湿高温（大気圧の三倍の圧力下で摂氏一三三度二〇分）や濃縮尿素も効果がある。消毒薬は効果がない。この驚くべき耐性は、プリオンを病原性微生物界とは別に分類させるものだが、このことから、家畜用の飼料補助剤の製造に使われている動物起源の飼料粉の加熱処理が不十分だと、そのなかにプリオンが残留していることが理解できる。この謎の病原体の危険は、ゆえに、その生理病理学的メカニズムがあらゆる生物学的論理に挑戦するものだという事実に由来する。

（1）ウイルスは約一〇倍重いので、これはウイルスではない。

第二章　プリオン病のおもな特徴

ある見えない対象を分析の対象に変えるには、「見る」だけでは十分ではない。さらに、ある理論がそれを受け入れる準備ができていなければならない。

フランソワ・ジャコブ『生物の論理』

プリオン病は脳を変性させる病気であり、伝達性で、つねに致死的である。感染因子の本質はまだはっきり同定されていないが、それは従来の汚染防止や殺菌の方法に耐性のある蛋白質と密接に結びついていることがわかっている。[1] 現在、潜伏の初期にこの病気を検出するための、医学的介入を必要としない感度の高い診断検査はない。プリオン病は、特殊な疫学的特徴を示す。というのも、これらの病気のあるものは遺伝的な要素を示すが、他のものは散発性なのである。そして、まれな情況で、プリオン病はエピデミック（流行病）の規模になることがある。これらの病気に興味をもったパイオニアたちにとって不思議なことは、使われた顕微鏡技術にかかわらず、プリオン病の原因となる因子が人間の目に見えないままだということである。

(1) 参考文献【二六】による。

I 定義

こんにち、これらの神経学的障害は、さまざまな名前で分類される一群の病理を示している。たとえば、伝達性海綿状脳症、伝達性痴呆、アミロイド感染、あるいはプリオン病といった名前である。これらの呼び名は同義語とは見なされえず、そのどれも完全ではない。最初の名前は、おもに臨床的(より正確には神経病理学的)な定義に対応し、最後の名前は、完全に生化学的な定義に対応する。それでも、ここで私たちが使おうと思うプリオン病という用語は、ますますよく使われるようになっている。それは、この用語が二重の意味で有利だからである。この語は、すべての言語で音調がよいので使いやすく、また、細胞生物学の多くの領域で役立つことが急速に明らかになった一つの理論を反映している。したがって、こんにち、コンセンサスが確立するように思われるのは、「プリオン蛋白質」仮説をめぐってである。たとえ謎の一つが残っていてもである。つまり、どのようにして単なる蛋白質が、どんな形の遺伝情報もないのに、寄生虫やウイルスや細菌の病原性と同様の病原性をもつことができるのだろうか。[1] 科学コミュニティーの全体にとって、この策謀にみちた問題は挑戦にほかならない。生物学のこの分野で入手できるおもなデータは、単純で密度の濃いことが魅力である。こんにち、感染因子が、生物の体内で増殖し、その生物の中枢神経系を変性させ、冒された脳をスポンジ（海綿）状に変形させることができる病気を引き起こすとわかっていても、この感染の原因は、いまだに非常に異論の多いものである。これらの病気は、同じ種の動物のあいだで伝達可能であるだけでなく、さらに憂慮すべきことは、一つの種から別の種へも伝達可能なことである。きわめて長い潜伏期ののち、つねに致死的で、人間も他の動物も区別なく襲う。生化学的には、この感染因子は、さまざまな物理化学的不活性化処理の方法に対して異常な耐性を示す。[2] プリオンは、蛋白質を変性させる処理法（プロテアーゼまたは熱）よりも核酸を変性させる物質に対してより大きな耐性がある。このような特徴は、こんにち知られている病原体には一般に観察されていない。そこから「非従来型感染因子」という、これらの病気の病原体を指すのによく使われる言葉が生まれた。その本質について、さまざまな仮説が提唱された。[3] 感染性組織からウイルス粒子を単離できない、感染性分画が濾過に対しても紫外線に対しても感受性がない、免疫反応が起こらない、といったことが、どれもウイルス仮説に反対する論拠をなしている。しかし、感染性蛋白質という理論がこんにち、ある種の熱狂を呼び起こすとしても、この理論はやはりいくつかの側面について異論が唱えられる。感染性蛋白質が他の感染因子と結びついているという物的証拠がないことは、プリオン理論が完全に有効であることを必ずしも示さない。もう一つ強調しておくと、異常なプリオン蛋白質のコンフォメーションの欠陥が正常な蛋白質に伝達されることがあるかどうかは、生体内では相変わらず証明されていない。最後に、まだ理解されていないのは、どうやってただ一つの蛋白質がこの病気の非常に多くの変異型の出現をまねくのか、ということである。これらの多くの疑問は、蛋白質理論になにか相棒が欠けているのではないか、と考えさせる。すでに強調したように、感染因子の普通ではない性格は、その本質について多くの仮説をもたらす。たとえば、濾過性ウイルス、小型DNAウイルス、プロウイルス、[4] 核蛋白質複合体、多糖類に包まれた核酸、そして感染性蛋白質、といったものである。この可能な候補者のリストが示すのは、現在の微生物学および細胞生物学のドグマの大きな一部を見直すために、いかに解釈の場が広く開かれたままか、ということである。

(1) 参考文献【九】による。
(2) 参考文献【一一】による。
(3) 参考文献【二一】による。
(4) 宿主細胞の染色体に挿入され、細胞分裂に伴って娘細胞に受けつがれる状態にあるウイルス〔訳註〕。

II　それはウイルスか

ウイルスが起源であるという概念は、一九三六年から一九三八年のあいだに生まれた。このとき、トゥールーズの獣医学校の二人の研究者、ジャン・キュイエとピエール＝ルイ・シェルは、ヒツジとヤギのスクレイピーを気にしていた。二人は、この病気が他の反芻類に本当に伝達可能なことを証明し、従来とはちがう感染因子[1]が存在すると結論した。ウイルスが、家畜の群れにみられるこの風土病の原因ではないかという仮説は、当時、一般に認められていた、遺伝病だという考えに対抗するものだった。少しのちに、キュイエとシェルは、この病気の進行は何年にもおよぶような長い潜伏期を伴うことを、またしても初めて明らかにした。そのときから、彼らは進行の遅いウイルス病という仮説を提唱した。

一九五〇年代に、ウイルス支持者たちは、アイスランドの獣医師ビョルン・シギュルソンの研究によって新しい支持を得る。シギュルソンは、二人のフランス人によって達成されないまま残されていた研究の全体を再開したのである。この時代、濾過実験で得られる病原体の大きさは、二〇〜四〇ナノメーターである。濾過でき、感染中に増殖することができ、伝達可能。シギュルソンにとって、すべてはウイルス原因説を支持するように見える。しかし、それを単離し特徴を決定しようとするさまざまな努力にもかかわらず、どんな技術を使っても、このときに、ウイルス要素を単離することはできなかった。電子顕微鏡は、ウイルスのような、数十ナノメーターの粒子を可視化できる技術だが、この感染因子をつきとめることができない。感染性粒子のなかに未知の核酸があることを証明しようとする研究も、何も成果がなく、こうしてウイルス論に反駁する。(2) それでも、ウイルスの遺伝的変異性は、まちがいなく、株の多様性(3)を最も簡単に説明することができる特性である。

(1) 参考文献【八】による。
(2) 参考文献【二三】による。
(3) 一つの株は、一つの独特の病変プロフィール(潜伏期間、神経病変の局所的分布、定量的規模)によって定義される。さかんに議論されているのは、株に特異的な情報の担い手が何かということである。

Ⅲ　それはウイリノか

ウイリノというこれにかわるモデルは、一個の小さな核酸を保護する修飾されたプリオン蛋白質で構成される粒子が存在する、と仮定する。したがって、一個のウイリノは、それ自体のためだけに暗号化する一つの遺伝情報にほかならない。自分以外の生物の体内で、この核酸は宿主蛋白質に取り囲まれ、そうして、ヌクレアーゼによる不活性化に容易に耐えることができるのだろう。逆に、ウイリノの保護外殻を攻撃するプロテアーゼは、ウイリノを不安定にし、感染性をなくし、さらには発見できないようなものにするだろう。ウイリノ仮説が予想させるのは、ある蛋白質に結びついていて、異なる動物種間で大きく変異するような核酸の一つの小さな断片が、こうして形成された複合体に、複数の株の存在だけでなく種の壁の存在を理解するのに十分なような立体特異的特性を与えているということである。この仮説の支持者たちは、核酸があまりにも強く蛋白質に結びついているので、核酸は蛋白質と分離しがたいのだろう、と主張する。しかし、どの実験的要素も、現在、このモデルを認めない。特異的な核酸の存在を証明しようとする多くの試みも、感染性のある試料中に未知のゲノムが存在するという証言も、現在まですべて暗礁に乗りあげている。

Ⅳ 伝達性亜急性海綿状脳症

発現するまでに何年も、あるいは何十年もかかるプリオン病は、動物界ではかなり一般的なものである。[1] これらの病気をいう伝達性亜急性海綿状脳症という表現は、まず獣医師たちによって、ついで医師たちによって証明された一群の多様な病理を分類しようという意思とともに、一九六〇年代に生まれた。[2] この用語は、それらの病理の主要な共通点を思い起こさせるために選ばれた。まず、「海綿状脳症」だが、これはこの病気にかかった人間または動物の脳が孔だらけにみえるからである。顕微鏡による分析は、実際、それらの脳が多孔性（ニューロン内の空胞性膨張）であることを明らかにする。この側面は、海綿の組織を思い起こさせるものであり、また、そのメカニズムは加速された老化に属するものであるかもしれないが、海綿状という用語の起源となっている。次に、これらの病理は、長く、臨床的に静寂な潜伏期が特徴である。はっきり現われるまでに何年か、何十年かかかり、ここから「亜急性」の語が出てくる。そして、「伝達性」といわれるのは、これらの病気がある個体から、同じ種または非常に異なる種の他の個体に伝達されうるからである。これらの病気は神経変性性といわれる。それは、脳の最も貴重な要素、すなわちニューロンの損失を伴うからである。人間では、それは完全に確立された臨床的実体であり、伝達型、散発型、遺伝型という三つの群に分類される。動物では、五つの主要な例が数えられる。それは、ヒツジのスクレイピー、牛海綿状脳症（BSE）または「狂牛」病、野生反芻類（ヘラジカ、ダマジカ、シカ、ノロジカなど）の慢性消耗病、ミンクの伝達性脳症、ネコの海綿状脳症である。これらのプリオン病は、一五年前からイギリスで観察されているBSEのエピデミックの規模に比例して、(3)突然メディアの舞台に登場するようになった。この当然の興味は、この脳症が経験した広がり、食物による自然伝達の様式、そして、BSE因子による人間とヒツジの汚染についての非常に強い疑惑と密接に結びついている。

（1）参考文献【二】による。
（2）参考文献【六】による。
（3）国際獣疫事務局の数字によると、二〇〇一年七月一日現在、牛海綿状脳症の確認例はイギリスで一八万例以上、ポルトガルで五〇三例、スイスで三六五例、フランスで三五四例、スペインで四二例、イタリアで二一例を数える。

医学の実践のレベルでは、これらの病気は生命倫理の問題を提起する。実際、汚染のリスクが、病気を発現している少数の人びとにだけ関係するのか、それとも、もっと多くの人びとに関係し、そのうち少しの割合の人だけが、たぶん特別な遺伝的感受性のために病気を発現するのか、を知ることは不可能である。人間が被るリスクに対するこの気がかりから、種間伝達の様式に関する広範な実験が行なわれることとなった。マウス、ヤギ、ヒツジ、ブタ、ミンク、サルが、感染したウシの脳の組織の懸濁液を投与されたのち、ウシの病気と類似性を示す病気で死亡した。やはりイギリスで、新変異型クロイツフェルト・ヤコブ病（nv-CJD）の最初の人間の症例が現われたのは、この憂慮すべき情況でのことである。この病気は、非常に非定型的である。なぜなら、若い成人にかかわり、精神医学的症状と特殊な脳の病変を示すからである。イギリスの専門家たちが、続いてまもなく彼らの政府が、ウシから人間への伝達性があるという仮説を出すようになったのは、あきらかにそれがウシのエピデミック（流行病）と時間的にも地理的にも近かったからである。この新しい人間の病理は、牛海綿状脳症が人間にうつる可能性をめぐる深い疑惑を漂わせる。これらの疑惑は、そのうえ、フランスが予防策をとる発端となる。フランスは、ヨーロッパ委員会の意見に反対して、イギリス原産の牛肉および生きたウシの輸入停止を維持することを決定したのである。すべての実験的論証も観察事実も、新変異型クロイツフェルト・ヤコブ病とBSEが同じ原因因子に結びついているようだという結論に帰着する。政治責任者たちの確信はきわめて強いようにみえるが、それにもかかわらず、感染因子の本質が正確に知られていない限り、絶対的な科学的確信をもつのは不可能である。

V　動物から人間への可能な伝達

多くの研究によって、人間の伝達性海綿状脳症のいくつかの特徴を特定することができた。まず、こんにちわかっているのは、伝達のリスクはある組織の感染力の程度に依存することで、それは四つのレベルに分けられる（WHOの分類、一九九二年）。組織の感染価が「高い」（中枢神経系）、「中程度」（リンパ球産生器官、すなわちリンパ節、脾臓、扁桃腺、回腸、近位結腸）、「低い」（坐骨神経、下垂体、脳脊髄液、副腎、胸腺、骨髄、遠位結腸、肝臓、肺、膵臓、鼻腔粘膜、胎盤）、そして、「検出できない」の四つである。感染力が検出できない組織には、骨、軟骨、結合組織、血餅、血清、心臓、腎臓、甲状腺、乳腺、乳、卵巣、精嚢、子宮、胎児、毛髪、皮膚、唾液、尿、便が含まれる。

実験的伝達経路で断然効果的なのは、脳内経路である。次に、血液経路および皮下経路、そして消化経路である。伝達リスク因子は、実際の生活で確認される。文献に報告されたクロイツフェルト・ヤコブ病（CJD）の医原性伝達の例は、中枢神経系の要素から起こった伝達だからである。これらの偶然の感染は、最も多くの場合、冷凍硬膜の移植時（約一〇〇例）、角膜移植時（三例）、あるいは神経外科器具の使用時（四例）に、中枢神経系を直接接種したことと結びついている。ヒト抽出脳下垂体ホルモンの末梢接種も観察された（成長ホルモン五二例、ゴナドトロピン三例）。逆に、輸血に関連づけられるものは一例もなく、症例検証研究は輸血に結びついたリスクを証明していない。あとでみるが、それでもいくらかの疑惑が輸血のリスクをめぐって飛び交っている。

プリオン病は、同じ種の動物のある個体から他の個体へ（たとえば後述する人間のクールーの伝達の場合）、そしてある種の動物から他の種の動物へ（たとえば「狂牛」病の場合）伝達可能である。しかし、種の壁があり、これがある種の動物から他の種の動物へ感染因子がうつるのを制限する（または遅らせる）傾向がある。ヒツジのスクレイピーが人間に伝達されえたことは一度もない（種の壁が効果的なのか、感染因子が経口伝達されにくいのか）。注目すべきことに、実験的伝達の大部分は、脳内注射または眼内注射という、自然条件とかけ離れた極端な方法で、しかも感染した材料を大量に使って作りだされたものである。

たとえば、ウシの脳症組織をブタの脳に注射して、病気を伝達させた。反対に、これと同じブタという種に食べさせて伝達させる実験は、現在まで、陽性にはなっていない。この病気の解発プロセスは、量の法則に支配されているようにみえる（最小閾値の概念）。

事の様相は、いまやBSEに関してはちがってきている。一九九六年三月、イギリスの保健大臣は、議会の前でこの関心事を正式に持ち出さざるをえなくなった。CJDの変異型が出現したという認識は、BSEの感染因子による経口汚染の可能性（人間、ヒツジ、ネコなど）があるのではないかという問題を提起した。複数の実験結果が、この仮説を支持することになった。この仮説によると、nv－CJDの原因と思われるのはBSE因子である（BSE因子の人間への伝達様式は、病気にかかった動物のある種の器官を食べた結果として起こる、経口伝達である可能性がきわめて高い）。たとえば、BSEは経口経路でネコ科動物に伝達可能で、一九九〇年に最初に観察されたネコの海綿状脳症の原因と思われる（イギリスで一〇〇例以上が数えられた）。一群のnv－CJD患者（一〇例が試験された）で病原体の分子的特徴を分析したところ、プリオン蛋白質はこれらの例のすべてについて同一であることが明らかになった。逆に、散発性CJD患者（二六例）または医原性CJD患者（七例）のプリオンと比較したところ、nv－CJDのプリオンの分子標識は、他の二つの型ではみられないことが確認された。脳の抽出物（BSEにかかったウシの脳八頭分、スクレイピーにかかったヒツジの脳六頭分、散発性CJD患者の脳六人分、nv-CJD患者の脳三人分）をさまざまな系統のマウスに注射することによって、いくつかの確実な事実を得ることができた。まず、スクレイピーの株の不均質さで、一つ一つまったくちがうように見える。ヒツジのスクレイピーの原因となる株と、人間やウシの病気の原因となるものはちがうことが確認された。そして、ヒツジの株の多様性と反対に、ウシの原因因子は相対的に均質で、nv-CJDの三例の株と似ているが、nv-CJDのものは散発性CJDの原因となる株とはかなり異なる。

これらのさまざまな事実は、フランスの公的権力に一連の公衆衛生対策をとるよう促した。これらの対策には、ウシ科動物を飼育するために動物性飼料を使用することの禁止、ブタと家禽用の飼料に動物の危険な内臓および死骸を混入することの禁止（一九九六年）、イギリスの牛製品を輸入することの禁止（一九九六年）、BSEの症例が出た場合にそのウシの群れを屠殺すること、危険と見なされるウシの部分（脳漿、脊髄、扁桃腺、脾臓、胸腺、腸）を食べることの禁止などがある。逆に、BSEにかかったウシの肉（骨格筋）と乳に病原体が存在することは一度も証明できていない。したがって、現在、これらの食品を食べても、病気が伝達されるリスクはまったくない。もっと最近になって、他のいくつかの対策が以前の対策を補うようになった。すなわち、肉や産物が人間の食用に使われるすべての動物種の飼育について、動物性飼料（肉骨粉）の使用が全面的に禁止され（二〇〇〇年十一月）、二十四か月齢以上のすべてのウシについて、屠殺時に組織的に病気のスクリーニング検査を行なうことが義務づけられた（二〇〇一年七月）。

人間にとっての危険に関しては、血液製品が一種の脅威である。クリス・ボストックのイギリスチームによって行なわれたある研究の結果は、いまや、人間で輸血によるリスクがあるという問題を提起している。これらの研究者は、医学雑誌『ランセット』のなかで、ヒツジで行なわれた気がかりな実験について打ち明けた。これらの研究が明らかにしたのは、BSEにかかったウシの脳をあらかじめ食べさせた一頭のヒツジに由来する血液を他のヒツジに輸血（彼らのプロトコールによると四〇〇ミリリットル）すると、BSEの感染因子はうつされうるのではないか、ということである。ウシの血液もプリオンを含むのだろうか。イギリスのウィルスミスのチームによる研究の結果も考慮すると、答えははっきりしない。このチームは、一九九九年から、BSE因子で汚染されたウシの血液を他のウシたちに注射してきたのである。いまのところ、否定的な結果が出ていることは、感染因子がウシの血液よりもヒツジの血液に侵入しやすいことを示すようだ。

フランスでは、このリスクをできるだけ制限するために、いくつかの対策がとられたところである。

これらの対策は、将来、ＢＳＥ因子が人間に伝達されるあらゆるリスクを除くために、すべて必要なのか、それとも逆に、これらで十分なのだろうか。診断されたＣＪＤの症例が年に三〇パーセント増加していることを示す、発生率の変化の分析結果から考えられるように、私たちは、こんにち、新しいエピデミックの夜明けにいるのだろうか。これらの疑問に対する最終的な答えを出すことは、現在、不可能である。公衆衛生および経済に関する結果を評価するのは難しいが、おそらく重大な結果になるのではないだろうか。

第三章　プリオン病の人間型

微生物は何でもない。土壌がすべてである。

ルイ・パストゥール

まれな病気であるために、少し前までは一般の人びとに知られていなかったが、プリオン病の人間型は、いまやメディアのなかで重要な位置を占めている。不確かなことが残ったままなので、プリオンの本質と病原メカニズムをめぐって科学コミュニティーをあおる理論的対立が本質を覆い隠してはならない。いくつかのプリオン病（たとえばBSE、nv‐CJD）の新興に関する研究は、謎の伝達性海綿状脳症とそれらを引き起こす驚くべき非従来型感染因子についての、あまりにも長いあいだ知られていなかった問題における知識の進歩を促すことだろう。このような科学的、経済的問題が示すのは、このレベルでまさにライフサイエンスの新しい支流が発達しつつあるということだ。

I　人間型の分類

人間の伝達性海綿状脳症には、クールー、CJDとその臨床的変異型、たとえばゲルシュトマン・シュトロイスラー・シャインカー（GSS）家族性症候群と致死性家族性不眠症（FFI）が含まれる。これらの人間の病気は、動物における相同の病気と共通の特徴を示す。人間では、脳の海綿状変性を伴う痴呆と多様な運動障害が特徴である。神経病理学的検査によると、おそらくアポトーシス[1]によるニューロンの損失が見られる一方、神経系を支えるある種の細胞（グリア細胞または神経膠細胞）が増殖する。場合によって、アルツハイマー病にかかった患者にみられるようなアミロイド小板の存在が、この病気を発症している脳内に観察される。これらの小板は、神経組織の蛋白質がさまざまな変形を受けたのち、不溶性になり分解されなくなって蓄積したことを現わす。

（1）遺伝的に制御された細胞死の形で、これによって細胞の崩壊は、ある種の遺伝子の活性化に基づく能動的なプロセスになる。細胞は、DNAの断片化と細胞によるみずからの構成成分の自己崩壊を導く酵素蛋白質の活性化の引き金をひくことによって、「自殺」するように仕向けられている。

これらの病気は、「感染性」と「遺伝性」という二重の原因があるという意味で特別である。ある人びとは、プリオン蛋白質の遺伝子の特別な特徴が原因で、病気を発症しやすい。思い出さなければならないが、私たちはすべてプリオン蛋白質の保有者である。CJDの場合、人間のあいだ（たとえばカップルのあいだ）での自然伝達が存在するようにはみえない。逆に、この人間の病気は、偶然に人間に、また実験的には霊長類と齧歯類に、脳の抽出物の接種または経口摂取によって伝達された。CJDの症例の一〇パーセントと、FFIおよびGSS症候群の症例全体で、これらの病気は遺伝的な原因で起こる。このような原因の二重性を考慮すると、人間の海綿状脳症は、伝達型、散発型、家族型の三つのグループに分けられる。(1)

（1）より正確には、伝達型（医原性または経口性）と、散発型および家族型症例を含む自発的に誘発された型とに区別することができるだろう。

1　伝達型

一九二〇年以来知られている人間の亜急性海綿状脳症は、ニューギニアのフォレ族の人食者とその隣人たちを襲う「クールー」といわれる有名な病気について行なわれた研究のおかげで、伝達性であることが明らかになった。ＣＪＤが人間のプリオン病の臨床的実体の最初の記述に相当するとすれば、人間の脳症が伝達性をもつことの証明を可能にするのは、一九五七年のジガスとガイジュセクによるクールーの発見である。この観察は、以後、展望を開いた。それは、かつて獣医学が、スクレイピーを他の動物に伝達しようという試みに成功したのちに探求し始めていたものである。クールーで死亡した人の脳に観察された微視的な病変の記述が一九五九年に発表されたことは、人間の伝達性脳症の歴史のなかで最も重要なステップの一つである。なぜなら、これによって、それまではまったく別々の実体と考えられていた複数の病気を比較することができたからである。[1]

（1）参考文献【六】および【九】を参照。

クールーは、四歳から六十歳の人びとに現われ、人によって四年から四〇年という非常に長い潜伏期間が特徴である。臨床的には、この病気はおもに小脳性運動失調として現われ[1]、病気の初期に観察される平衡失調の原因となる。進行は早く、死は一般に、最初の障害が起こってからたった一年でやってくる。クールーは、ニューギニア以外で確実に観察されたことはないが、エピデミックの極期には、発生率が年間二パーセント、地域によっては一〇パーセントに達し、二〇年足らずのあいだ（一九五七〜一九七五年）に二五〇〇例[2]を記録した。人間の他のプリオン病とは反対に、クールーの場合は、垂直伝達[3]は報告されていない。人食の慣習をやめたことが、この病気の平均発生率をしだいに下げ、その後一九八〇年代にはほとんど根絶することを可能にした。クールーの原因は、おそらくずっと仮説にとどまるだろう。なぜなら、フォレ族の文化伝承は口頭によってのみ行なわれていたからである。しかしながら、散発性CJDがこの病気の進行に特別に好都合な環境で起こった例だという仮説は、やはり魅力的で、最も可能性が高いように思われる。[4] この研究全体の創案者であるアメリカ人のカールトン・ガイジュセク博士は、人間の海綿状脳症に関する研究によって、一九七六年のノーベル医学賞を受賞した。

(1) 小脳とよばれる中枢神経系の領域の神経細胞の損失。小脳は、正確な運動の構築と、情緒、習得、ある種の記憶などの認知プロセスにかかわっている。
(2) 三万人近い全人口について。
(3) 母から子へ伝達されるとき、垂直伝達という。
(4) 参考文献【一四】による。

病原性プリオンの偶然の接種が、経口経路ではなく、直接、中枢神経系内（すなわち脳または脊髄内）で起こった場合、潜伏期間はつねにずっと短くなり（一〇〜三〇か月）、最初の臨床徴候は痴呆である。この特性は、外科手術中にうつったプリオン病の場合にもみられる。逆に、感染因子が末梢経路（たとえば経口）で導入された場合、潜伏期間ははるかに長い。五年以上で、四〇年近くに達することもある。

経口伝達の場合、患者はおもに、クールーのものと近い臨床像をもつ運動協調の障害を示す。ウシやヒツジに由来する中枢神経系や脾臓などの組織を食物連鎖から取り除くことをめざした予防対策は、科学的に完全に理にかなっている。一九九七年十二月からトニー・ブレア首相の要請で行なわれたイギリスのBSEに関する正式な調査の報告書が、二〇〇〇年十月に公開された。この調査は、この危機の管理における一〇年間の行政的、政治的な機能障害を明らかにした。この報告書によれば、多くの政治的決定は、この病気に関係する科学的データを完全に無視して採用された。この調査の結論が発表されたことは、経済と外交の次元を越えて、この国で大きな危機の足取りをとったものがなにか、についてイギリスの一般の人びとが読むことができるという意味で、重要なステップである。

2 散発型

エンデミックまたはエピデミックな感染とは逆に、散発型は少数の個人を単独で襲う。人間の散発型の最もよく知られた代表は、クロイツフェルト・ヤコブ病（CJD）である。これは、現在、人間の伝達性の海綿状脳症の最も大きな割合を占める（症例の八五パーセント以上）。CJDは、一〇万人に一人がかかり、普通は五十歳から七十五歳でかかる。CJDの散発性症例は、ヒツジのスクレイピーあるいは

BSEに関係があるようにはみえない。オーストラリアやニュージーランドのような、スクレイピーやBSEを逃れた国々での発生率は、世界の他の国々で観察されるのと同様だからである。この病理は、男女ともかかり、急速に進行して（二〜一〇か月）、不幸なことに緩解することはない。最初の臨床徴候は、あまり特異的なものでなく変化が多い。とくに、抑うつ傾向を伴う無力、頭痛、非常に頻繁に記憶障害や行動障害（時間的、空間的見当識障害、攻撃性）を伴う迷走性の痛みなどで、その後、歩行、平衡、視覚の感覚・運動障害が現われる。この場合、臨床診断の基準は、あくまでも参考にしかならない。とくに病気の初期にはそうである。症状がきわめて変化に富むことを考慮に入れるのは難しいからである。そのうえ、診断はしばしば困難である。なぜなら、電子脳造影像にみられる、病気を示唆するような変性は一時的なもので、症例の七五パーセントにしか存在しないからである。死後の神経病理学的分析だけが、現在、診断を確認する方法である。灰白質[1]の検査からわかるのは、他のプリオン病についてと同様、ニューロン密度の減少と結びついた海綿状態とグリア細胞（星状膠細胞）の増殖である。ときには、これらの神経病理学的徴候は、「クールー」タイプの放射状繊維になったアミロイド沈着を伴う（症例の一〇パーセント）。残念ながら、現在、この生理・病理学的プロセスを減少させる、あるいは妨げる治療戦略はない。

3 遺伝型

世界規模でみると、CJDの遺伝型の分布は均質で、年間発生率はだいたい住民一〇万人に一人である。しかし、もっと高い発生率を示す発生地が発見された。イスラエルでは、リビア出身の在住ユダヤ人移民者のあいだで、この発生率は四〇倍である。スロヴァキアでは、考慮されている地域によって、年間発生率は住民一〇万人当たり五～二〇例である。地域には、局地的に同じ家族の子孫が集まる可能性がある。これらの遺伝型は、人間のプリオン病の知られた症例の一〇パーセント以下である。ある特異的な遺伝子内の突然変異の結果生じ、優性常染色体によって伝達されうる。この場合、垂直伝達は五〇パーセントである。これらの突然変異は、突然変異それ自体によって自発的に、または動物による汚染のようになにか引き金となる要因がやってきたときに、非感染性のプリオン蛋白質を病原性蛋白質に変形するのを助けるのではないかと思われる。

遺伝的突然変異の原因はきわめて多様なので、遺伝型のCJDは表現型の大きな多様性を示す。この関係を最もよく証明する例は、ゲルシュトマン・シュトロイスラー・シャインカー（GSS）家族性症候群に関与するある遺伝子の突然変異である。このきわめてまれな遺伝的障害は、一九三六年に初めて、オーストリアのある家族で記述された。この時代に、ウィーン人の神経学者ゲルシュトマンと二人の神経病理学者、シュトロイスラーとシャインカーは、七年にわたって緩解することなく病気が進行していた一人の三十一歳の女性の臨床徴候を観察した。[1] こんにちでは、この症候群が、プリオン蛋白質の発現を暗号化する遺伝子のさまざまな突然変異の結果、生じることがわかっている。この場合、大きな多型性[2]を示す病気が問題である。七つの点突然変異、[3] すなわち五つのミスセンス突然変異[4]と二つのナンセンス突然変異[5]が、プリオン蛋白質を暗号化する遺伝子上に明らかにされ、[6] GSS症候群と関連づけられた。また、家族によって、これらの突然変異は非常に異なる臨床症状、徴候として現われる。大部分の場合、神経学的、臨床的障害は小脳の症状、痴呆、眼運動撹乱[7]が特徴だが、痴呆型（または終脳型）と「対麻痺」型も報告された。すべての場合に、出現年齢はCJDの場合よりも変異が大きく、三十歳から五十歳のあいだである。現在では、各家族のなかで優性な臨床的および神経病理学的特徴[8]（運動失調型、終脳型、あるいは神経繊維の変性を伴う）に基づいたこの最初の表現型による分類のかわりに、遺伝学的分類がしだいに使われるようになってきている。この突然変異の病原性は、Pro-101-Leu 突然変異を担うトランスジェニックマウス・モデル[9]の実現によって確認された。コドン一二九にこの突然変異を呈する六例を剖検して得られた神経病理学的像は、プリオン蛋白質に対する抗体によって明らかにされた、多中心アミロイド小板が特徴である。これらの凝塊は、小脳[10]のなかにとくにはっきりみられる。

（1）参考文献【三四】による。
（2）過去一〇年間に、いろいろな研究チームが遺伝型プリオン病にかかった家族中に二〇以上の突然変異を発見した。
（3）塩基対置換とフレームシフト（読み枠のずれ）による突然変異の総称〔訳註〕。
（4）遺伝子が突然変異によって変化し、それまであるアミノ酸に対応したコドンであったものが終止コドンに変化し、蛋白質合成が中断、終止してしまい、それによって遺伝的変異が生じること〔訳註〕。
（5）遺伝子上のあるアミノ酸に対応するコドンの塩基配列が突然変異により変化し、別のアミノ酸に対応したコドンになること〔訳註〕。
（6）参考文献【一七】による。
（7）参考文献【一五】による。
（8）参考文献【三】による。
（9）外来遺伝子が組み込まれた動物をトランスジェニック動物という〔訳註〕。
（10）より特定的には、小脳の分子層のなか。

プリオン病の常染色体性家族型のもう一つの代表はＦＦＩである。この病理は一九八六年以来知られているが、きわめてまれなため、その他のプリオン病との類似点は一九九二年になってはじめて明らかにされた。これは、どんな治療にも感受性のない不眠症、植物的徴候、そしてもっとまれでもっと遅い時期の認知障害として現われる。この臨床像は、視床とよばれる脳の中心構造をおもに冒す病変があることを示す。[1] この神経構造のなかに、神経病理学的検査によると、グリア細胞の反応を伴うニューロンの損失があることが明らかになった。これは星状膠細胞性グリオーシスといわれる。FFIの従来の型は海綿状態を呈さず、他の人間のプリオン病と反対である。睡眠の合計時間の減少を伴って、すべての症例でレム睡眠相の消失が観察される。この遺伝性症候群は、四十歳から五十歳で現われる。死は、最初の症状が始まった一年後に必ず訪れる。

（1）解剖学的病変は、この場合、視床の腹内側核と後核に限られている。これらの核は主として、大脳皮質へ向かう神経情報のための中継、統合の構造である。

GSS症候群とFFIの遺伝性という性質と臨床的、病理学的特殊性は、大部分の著者をして、それらがCJDと区別される前に自律的な実体であると考えさせた。臨床徴候を記述した際に強調したばかりだが、これらの三つの人間の病気についてちがう名前をとっておくことは、しかし、類似点がそれほど大きいので、ただ歴史的な選択でしかない。

Ⅱ　クロイツフェルト・ヤコブ病の新変異型の新興

一九九四年以来、比較的若い人（平均年齢三十歳以下、ＣＪＤは五十五〜七十五歳で現われる）を襲うＣＪＤの非定型的な症例がヨーロッパで知られるようになった。この新変異型クロイツフェルト・ヤコブ病（ｎｖ－ＣＪＤ）は、他の普通型のＣＪＤよりも長く進行する（平均一四か月）。従来型と反対に、ひそかに始まって、この病気はまず、運動障害としてではなく精神障害として現われる。それらの精神障害はきわめて多様である。たとえば、抑うつ、幻覚性せん妄、情緒不安定、自己没入と無関心、興奮状態、不眠である。運動障害の徴候はこの臨床像に伴わない。一方、患者の平均年齢は二十七歳で、従来型にかかった患者とははっきり区別される。シナプス沈着ではなく、輪郭が不規則な小板が存在することが、病理解剖学的検査をしたときのしるしである。二〇〇一年八月、イギリス政府によって提供された公式統計では、この病気の犠牲者はイギリスで一〇六人、フランスで三人、アイルランドで一人だった。エジンバラに拠点のある監視ユニットによれば、イギリスの症例数は一九九四年以来、毎年二〇〜三〇パーセント増加している。しかしながら、よく認識しなければならないが、このエピデミックの将来は、感染因子の本質と用量、潜伏期の長さ、個人の受容性と結びついた未知の要因を考えると、不確かなままである。とくに、すべての患者で確認されている同じアミノ酸を暗号化する二つの相同なプリオン遺伝子（ホモ接合体の患者で一二九の位置）があるという事実は、全体人口では少数派だが、この病気の出現に必要であり、かつそれを制限する条件の一つかもしれない（あるいは、より短い潜伏期の条件となるだけかもしれない）。

現在、BSE因子が人間への感染性をもつという証拠は、疫学的、病変的、生化学的、遺伝学的という四つのタイプの論拠に基づいている。まず、BSEとの疫学的に緊密な関係を示唆するのは、時間的一致と地理的分布である。思い出してみると、一九九三年に、二人の若いイギリスの飼育者がCJDにかかったとき、汚染された数万頭のウシがすでに人間の食物連鎖に入ってしまっていた。ネコ海綿状脳症の犠牲になったネコの場合と同様、人間で保管されている病理解剖学的サンプルの試験は、ウシでBSEが出現する以前にnv－CJDの症例が存在したことを証明できなかった。この変異型にかかった患者で記述される脳の病変と、BSEにかかったウシに由来する脳の抽出物を脳内接種されたマカク属のサルで引き起こされた脳の病変とのあいだの類似性によって、この疫学的疑惑は強められる。同様に、このＣＪＤの変異型で死亡した人びとが示す病変は、ウシで観察される病変と見間違えるほどよく似ている。この変異型はまた、ｎｖ－ＣＪＤから単離した株の分子の特徴づけによっても確証される。この株は、ＢＳＥ因子を接種されたマウスから単離した株の生化的特徴と似ている。最後に、さきほど強調したように、このＣＪＤの変異型は、これにかかったすべての人がプリオン蛋白質を暗号化する遺伝子の一二九の位置に同じ遺伝子型をもつという事実によって、従来型と区別される。[1] このホモ接合体の遺伝子型は、汚染されたヒト成長ホルモンへの医原性の接触可能性があった場合、バリン－バリン・ホモ接合体（Val-Val）またはメチオニン－バリン・ヘテロ接合体[2]（Met-Val）とは反対に、より高い感受性を示すものでもある。

（1）参考文献【一九】による。
（2）この遺伝子型の頻度は五〇パーセントで、人間で最も頻繁にみられる遺伝子型である。

ドミニク・ドルモン（フランス原子力委員会、フォントネ＝オ＝ローズ）に率いられるチームが明らかにしたところでは、ＢＳＥにかかったウシの脳の抽出物を脳内投与されたマカク属のサルは、ｎｖ－ＣＪＤ患者と同じ臨床徴候と神経病理学的徴候を示す。この発見は、ｎｖ－ＣＪＤがウシに由来するという説に有利である。注意したいのは、この新しい感染因子が中枢神経系外の末梢組織に広く分布していることとで、このことは、人体のさまざまな産物の使用に結びついたリスクを再考したほうがよいことを示す。この末梢分布は、とくにリンパ系器官（リンパ節、脾臓、扁桃腺）の形成に関係しているようだが、血液とその由来物の感染性という難しい問題を再び提起する。この脅威は、しかし、人間では証明されていない。nv－CJDを発症していた患者からの輸血を受けた一二人の患者は、現在、この病気にかかっていない。nv－CJDの症例のうち、輸血や移植が原因とされるものは現在一例もなく、また、血液による伝達のリスクは、それでも可能性があると考えられるが、このリスクによって、一九九七年以後、安全が確認されていない人間由来の産物（血液、移植）による処置を受けた人は供血から除外されるようになっていた。nv－CJDの症例の分布から、フランスその他で、イギリスに滞在したことのある供血者を排除することの利害が議論されるようになった。アメリカ合衆国やカナダやオーストラリアで取られた方向（六か月滞在すると供血から除外される）とは反対に、フランスの専門家たちは、最初のうちは、フランスでの接触可能性とイギリスでの接触可能性に結びついたリスクは同じようなものだと考えて、そのような除外が適当であるという結論にいたらなかった。とはいっても、イギリスにおけるBSEによる汚染のリスクは、リスク期間すなわち一九八〇年から一九九六年には、フランスの二〇倍だったと推測される。したがって、イギリスでの六か月の滞在に結びついたリスクは、フランスに一〇年住んだ場合のリスクと同等であろう。リスク期間が一六年と評価される限り、イギリスでの一年の滞在は、潜在的なリスクが少し増すことを意味する。この議論は、供血者の一パーセント以下の人びとだけに関係しているという事実とともに、一九八〇年から一九九六年のあいだにイギリスに累積一年以上滞在したことのある供血者を排除するよう、最終的に大臣たちを仕向けた。しかし、この禁止は少数の専門家にしか賞賛されなかった(二〇〇〇年十二月十一日付けのフランス医薬品衛生安全局(AFSSAPS)の勧告)。

移植に関しては、とくに提供者が死亡している場合は、特定の期間の特定の国での累積滞在期間を決定するための一連の質問事項が適当であるかどうかを、もちろん疑うことができる。すべての場合に、輸血とは反対に、ある提供者を利用できなくなると、生物学的適合性の問題や、他の移植片の入手可能性という問題から、埋め合わせがきかない。最後に、最近のいくつかの論文は、潜伏期間の無症状期に感染性があるということを言っている。これらの観察から、人間の組織に適用できる、信頼性があって迅速なスクリーニング検査が使えるようになることが緊急に必要である。

III　人間のプリオン病についての疫学的データ

一九九六年九月以来、人間の伝達性亜急性海綿状脳症は、届け出が義務づけられた病気のリストに登録されている。この対策で示されたおもな目的は、人間のプリオン病のすべての疑いを数えあげ、分類することである。この病気の診断は、神経病理学的な確認ができたのちにしか確実ではないため、この届け出は、厳密な基準に基づいて少しでもこの病気が疑われるすべての例に関係する。これらの病気は、少なくとも痴呆を伴う神経学的臨床徴候があり、他のあらゆる神経学的可能性が排除された場合に、疑われるか、または診断される。一九九二年以来、ボランティアの神経学者と神経病理学者を集め、フランス国立衛生医学研究所（INSERM）の研究ユニット三六〇によって調整され、A・アルペロヴィッチに率いられた、CJDの疫学監視のための多分野ネットワークが、フランスにおける疑い例を指摘しつつ、この病気の発生率とリスク因子の研究に参加している。このネットワークによって追求されている目的は数多くある。それらのうち注目されるのは、プリオン病およびそれらの可能な変異の発生率と死亡率の監視、nv－CJDの検出、患者の社会人口統計学的データの収集、CJDの散発型のリスク要因についての症例検証研究、そして集めた臨床データを標準化したものを用いた特定の患者の予期的臨床研究である。

この人間の病気の型は、伝達も家族性の特徴も証明されない場合、散発型とされる。逆に、もし特定の遺伝子（PRNP）上に突然変異が検出されれば、この症例は遺伝型と分類される。最後に、医学的または外科的介入の結果生じた病気であれば医原性といわれる。

収集された臨床的、解剖学的、遺伝学的データによれば、疫学は、フランソワ・カタラとポール・ブラウン[1]（一九七九年）の研究によって定義された三つの基準によって、散発型CJDの症例を決定的に分類することができる。三つの基準とは以下のとおりである。

①可能性のある（possible）例――痴呆と、次の神経学的徴候の少なくとも三つが結びついている場合。間代性筋痙攣、小脳の症状、錐体症候群、錐体外路症候群、視覚徴候。この可能性のある例の分類は、臨床医学だけに基づく。

②確立の高い（probable）例――上記の神経学的徴候の少なくとも二つと、特徴的な脳波が結びついている場合。

③確実な（certain）例――特別の組織学に基づいて決定される。この場合、脳の神経病理学的検査は海綿状態、星状細胞の増殖とニューロンの減少を示し、脳内にプリオンの感染型の蓄積が証明される場合も証明されない場合もある。

（1）参考文献【五】による。

最後に、nv－CJDであることは、脳の死後神経病理学検査がフロリダ小板（海綿状態に囲まれた不溶性蛋白質の沈着）を明らかにし、それとともに臨床診断が精神徴候の優勢を示していれば、確認される。過去数か月間に治った症例の再発があるにもかかわらず、今後何年間かにおけるこの新型の発生率を予断することはまだできない。nv－CJDに属するプリオンが、この病気にかかった患者の扁桃腺に存在するという最近の確認は、従来のCJDとは異なる病原性を明らかにする。[1] nv－CJDとBSEのあいだに関係があるかもしれないことを考え、人間へのもっと大規模な伝達が起こるのを予防するために、欧州連合のすべての国々で、牛海綿状脳症に関する予防策が取られた。これらの対策の狙いは、要するに、これらの国々の内部でウシの供給源をチェックすることと、汚染されているかもしれないウシ由来の食品の輸入を禁止することである。一九九〇年の初めまで、イギリスの消費者たちは、牛脳症因子による汚染の可能性に重度にさらされていた。一九九六年に、BSEに関与する病原性プリオンが人間に伝達される可能性があると発表されたことによって、それまで科学部門の責任者たちに過小評価され、ロンドンで公式には否定されていたリスクがあることが明らかになった。ヨーロッパの他の国の消費者たちも、貿易のおかげで危険にさらされていたと考えられる。こうして、フランス税関・間接税事務局によれば、フランスの国民は、一九八八年から一九九五年のあいだに倍増したイギリスからの輸入牛製品に広く接触していた可能性がある。ＢＳＥのエピデミックはその地元でめざましく進行していたのに、イギリスは潜在的に汚染されている牛肉の輸出を大量に増加していた。

（1）汚染があったときに病原因子によって取られた進路を示す感染組織の全体。潜伏期のあいだに、病原因子はまずある種の血液細胞のなかで、次にリンパ系組織のなかで複製し、ついで内臓神経を介して中枢神経系を占領する。感染因子の進行速度は一日に約一ミリメートルと推測される。

五年から一五年と推測される潜伏期間を考えると、将来の症例数を予測するのはまだ特別に難しい。これらの新型の症例の年間発生率は、食物経路で感染した他の症例と同じように展開する。[1] 予測は、ロイ・Ａ・アンダーソン教授（オックスフォード大学ウェルカムトラスト・センター）に率いられるイギリスの研究者のチームによって出された。このチームは、エイズの伝播についての研究ですでに国際的に知られているのだが、実際、数年前から、数学的道具を使ってエピデミックの変遷について研究している。五〇〇万個のパラメーター（ＢＳＥのエピデミックの変遷、潜在的に汚染され、消費された牛肉と臓物の量、病気の潜伏期間、患者の年齢など）の組み合わせに基づくコンピューター化されたモデルを使って、アンダーソンらは、最初の結果を二〇〇〇年一月、イギリスの王立生物学会の報告書に発表した。この報告によると、非定型的ＣＪＤの犠牲者の潜在数は、数十例から五〇万例のあいだにあるはずだ。彼らは当時、自分たちの予測はのちに犠牲者数に応じて再検討の対象となることだろう、と説明した。また、より新しいデータベースに基づいて自分たちの統計を洗練させたこの同じ研究者たちは、最初の予後判断を改訂したばかりである。彼らの結論では、今後の犠牲者数は、イギリスで六三人から一三万六〇〇〇人のあいだであろう。ＢＳＥのエピデミックについての記録に含まれる未知数全体を意識し、五年から一五年という潜伏期間を考慮すると、アンダーソンによれば、将来の症例数の予測は非常にむずかしくなる。これらの予測が、現在行なわれている調査の結果を考慮して更新されるであろうことは、疑いない。

（1）これはとくに、イギリスのネコで観察されたネコ海綿状脳症に関することで、その発生率は一年に一〇例余りである。

ヨーロッパレベルでＥｕｒｏＣＪＤネットワークによって調整される疫学的監視は、実施されている科学的対策の鍵となる鎖の輪の一つであり続ける。事実、ヨーロッパ規模ですべての新しい症例を検出し、ｎｖ-ＣＪＤを特徴づけるすべての臨床的および生理学的徴候を記録することが重要である。同定の問題は、そのうえ、自発性あるいは伝達性の人間のプリオン病の発生率が低いことを考慮すると、特別に複雑である。臨床診断の基準を調整する膨大な仕事が、いろいろな国の専門家のあいだで絶えずデータがやりとりされているおかげで、実現されつつある。

第四章　反芻類のプリオン病

彼らは全部が死ぬわけではなかろうが、全部が襲われていた。
ジャン・ド・ラ・フォンテーヌ『ペストにかかった動物たち』

動物界ではかなり一般的なので、これらの病気はずっと以前から、さまざまな分野からきた研究者の好奇心を刺激している。五つの主要な動物の伝達性海綿状亜急性脳症がこれまでに記録されている。ヒツジのスクレイピー、BSE、野生反芻類（ダマジカ、シカ、ノロジカなど）の慢性消耗病、ミンクの伝達性脳症、ネコの海綿状脳症である。これらの病気は、BSEのエピデミックの規模に比例して、突然メディアの舞台に登場するようになった。この当然の興味は、この脳症が経験した広がり、食物からの伝達様式、そして、人間およびヒツジの汚染があるのではないかというきわめて強い疑惑に密接に結びついている。

プリオン病に関する知識はたしかにまだ断片的だが、その現状は、動物の伝達性脳症の研究に三重の利益を授ける。すなわち、疾病分類学、獣医学、公衆衛生である。これらの動物の病理は、家畜か野生か、草食か肉食かにかかわらず、複数の動物種を冒すことで知られる。これらの病気のうち二つが、疫学的、経済的、保健衛生的重要性から、科学的活動を支配している。それはヒツジのスクレイピーと牛海綿状脳症である。

I　小型反芻類のスクレイピー

スクレイピーはヒツジの病気で、まれにヤギもかかるが、ヨーロッパでは二〇〇年以上前から知られており、とくにイギリスでは、一七三二年に最初に記述された。この病気はたしかに新しいものではないが、この病気にかかったヒツジの脳の病理解剖学的検査を特徴づける脳の病変の最初の記述をみつけるには、二十世紀への変わり目を待たなければならない。この仕事は、一八八九年にフランス人のブノワによって行なわれた実験に負うものである。少しあとに、この病気の感染性という性質は、キュイエとシェルによって証明される。彼らは実験的に、スクレイピーが伝達性であるというゆるぎない証拠を提供するのである。それ以後、一九五〇年代から一九七〇年代のあいだに始められた多くの研究が明らかにしたのは、このヒツジの病気はおもに、感染したメスのヒツジとその子供たちの接触、あるいは成獣どうしの接触によって発病するということである。[1] しかし、病気にかかったヒツジ以外はだれもそれで死なないので、このヒツジの風土病は、この動物種の運命というレベルに片付けられた。人びとは、それゆえ、いろいろな動物種のあいだでの汚染の可能性を心配せずに、この病気に甘んじることを覚えた。有病率が低いことを考えて、この病気はしたがって、何十年ものあいだ、経済的にあまり重要でない病理と見なされた。

(1) 参考文献【三二】による。

このヒツジの病気に新たな光をあてたのは、ＢＳＥの突然の新興である。ヒツジのスクレイピーはこんにちでは届け出が義務づけられている病気の一つに数えられる。自然条件では、その伝達様式はよく知られないままである。こんにち、ヒツジの自然環境で同定されている唯一の毒性物質は、胎盤である。感染性の胎盤の存在は、どのようにしてこの病気が、一頭あるいは複数の病気にかかったメスのヒツジをもつ群れのなかで持続するのかを説明できるかもしれない（「水平」伝達のことである）。この場合、病気を伝播すると思われるのは、感染性の胎盤との周産期の接触である。思い出してみると、分娩後、群れのメスのヒツジたちは生得的に胎盤を食べる。この主張に有利なことに、感染した胎盤を実験的に食べさせるだけで、ヒツジとヤギにこの病気を引き起こすのに十分だった。この特殊性は、感染したメスから生まれた子ヒツジの有病率がより高いことを説明できるかもしれない。やはりこの理由で、感染したヒツジの群れを受け入れた牧草地は、感染した個体が出ていったあとも何年間も、新しい群れにとっても汚染源であり続けることができる。他の可能な伝達経路が、感染因子の分散に貢献するかもしれない。感染したメスのヒツジから取りあげられ、健康なメスのおなかに移された胎児は、発病する。この子宮内での伝達は「垂直」伝達とよばれるが、そのメカニズムは現在までよく知られていない。最後に、子ヒツジで、へその傷による皮膚からの感染の可能性も指摘された。思い出してみると、D・C・ガイジュセクがすでに提唱していたが、もう一つの人間のプリオン病であるクールーの伝達は、人食の「ごちそう」を用意するあいだに皮膚の傷や粘膜を通して感染因子がうつることと関係があるかもしれなかった。

何年か前に、イギリスの動物衛生研究所のイアン・パッティソンは、二群のヤギから分離したプリオンの株が、それらを含む感染性の組織を別の動物に接種したとき、それぞれまったくちがう症状を引き起こすことを観察していた。分離した株の一つは傾眠を引き起こし、もう一つの株は機能亢進を引き起こした。[1] この差異が、感染因子の株という概念のもとになっている。臨床徴候の多様さに加えて、異なる株の存在は、病原体が脳のいろいろな領域について親和性が異なること、そして潜伏期間が異なることとしても現われる。そのほか、海綿状態の病変の定量的な地図の作製法は、二〇年来とくによく研究されてきたが、これによって、現在、マウスでいろいろな感染株を同定することができる。だから、ある特定の宿主におけるある株に特異的な「病変プロフィール」が話題になる。

（1）概観するには、参考文献【三〇】を参照。

ウシにおける同様の病理とは反対に、ヒツジの病理は本当に伝染性である。個体どうし、成獣どうしの接触だけで伝達されうるからである。それにもかかわらず、感染した個体のすべてが病気になるわけではない。この感染への耐性は、*sip*（scrapie incubation period から）と名づけられた遺伝子に依存している。その分子レベルでの決定機構は理解され始めている。

こんにち、スクレイピーは、周知のとおりオーストラリアとニュージーランドを除くすべての国々でリストにのっているヒツジの病気だが、しかしオーストラリアとニュージーランドは多数の家畜を飼育している。この耐性は、かつてこの病気によって深刻な打撃を受けたこの二つの国の飼育者たちによって、遺伝的淘汰が行なわれた結果かもしれない。そのような耐性、あるいは遺伝的起源の感受性は、ウシには存在しない。フランスでは、この風土病は一般に少数の動物にしか発現せず、出現頻度は一～二パーセントである。それにもかかわらず、その発生率は二〇パーセント、あるいは三〇パーセントまで上昇することがある。[1] この病気は、従来は二～五歳の個体に発生する。ただし、単独の症例は一歳以下の個体でも観察された、その進行は数か月、あるいはもっと例外的には一年続くことがある。

(1) 参考文献【九】を参照。

人間およびウシとちがって、自然にこの病気にかかったヒツジは、複数の末梢器官で高い感染価を示す。[1] 最も早期の感染部位は、脾臓、リンパ節のほか、扁桃腺、盲腸、近位結腸である。この優先的に冒される器官の特異性は、リンパ系器官のなかでおこる感染因子の複製の初期が重要であることを確認する。注目すべき事実は、それらの器官の感染価がその動物個体の一生にわたって持続することである。ひとたび中枢神経系に到達すると、感染はおそらくニューロンの接触によって広がる。臨床的には、この感染因子の宿主への侵入は、神経性の強い刺激に特徴づけられる。これが、引っ掻かれて、引き抜かれた羊毛のぼろぼろになった外観の原因である。英語のスクレイピー（「かゆさ」を意味する）という用語のもとになって、この特徴は、動物個体が正しく動き、四肢で立っていることを妨げるような運動の協調不能を伴う。この運動障害に加えて、行動の変化があり、最も多くの場合、びくびくした状態が現われる。現在の知識に照らしてみると、ヒツジまたはヤギでの確実な診断は、脳の死後組織学検査によるしかない。この検査は、臨床徴候にわずかに先立って晩発性の病変が現われることを明らかにする。これらの病変は、一般に、脳幹、小脳、そしてよりまれには脊髄という特定の領域に限られる。[2] ヒツジの品種によって、病変の重篤度と広がりは大きく変わる。たとえば、脳内の空胞の出現は、サフォーク種、ブルー・デュ・メーヌ種、あるいはさらにスウェイルデイル種では頻繁で、かつ重度であるのに対して、テクセル種とシャロレ種にはまれである。同様に、ある特定の品種について、この病変プロフィールは病気の出現年齢によって変化する。

（1）ＢＳＥにかかったウシでは、中枢神経系、ある種の神経節、遠位回腸だけが感染性である。
（2）参考文献【二九】による。

最近の観察は、ＢＳＥにかかったウシによってヒツジが汚染される可能性を示唆する。もし、実験的に、ヒツジがウシの組織によって汚染されうるならば、逆に、ＢＳＥに感染したヒツジと「自然」のスクレイピーにかかったヒツジのちがいを臨床的に区別するのはきわめて難しい。食品安全性に関係することの重要な疑問に答えるために、フランスと同様イギリスでも、研究が行なわれている。ダニー・マシューズ（ウェイブリッジの獣医学研究所局）に率いられた研究者のグループによってイギリスで行なわれている調査が明らかにしたばかりだが、BSEは、イギリスのウシの飼料が、スクレイピー因子に汚染されたヒツジの遺骸に由来する可能性のある肉骨粉によって汚染された結果であろう。一九八〇年代の終わりに言及されて、この仮説は最近、数多くの実験結果と比較して攻撃されていた。とくに思い出されるのは、一九九七年にBSE事件についての調査を担当したイギリスの最もすぐれた法学者の一人が、そのきわめて詳細な報告書のなかで、このウシの病気が新興した可能な原因は、一頭のウシの遺伝的財産に自発的な突然変異が起こった結果だ、と説明していたことである。この仮説を提唱することによって、イギリス人は、BSEの新興は世界中のどの国にも起こりえただろうという議論を支持することができた。新しい科学的論拠が事実のこの解釈を覆すことを、どうしても証明しなければならなかった。実際、マシューズのグループは、分子生物学から借りた道具を使って、ヒツジのスクレイピーとBSEのあいだに直接の因果関係があることを確証することができた。これらの研究者たちは、一九七五年以前にスクレイピーで死亡したヒツジから採取してそれ以来保存されていた脳の試料を、一〇頭の子ウシに脳内注射した。もう一つの実験群はやはり一〇頭の子ウシから成り、同じ実験に参加したが、この場合、脳の試料は、一九九〇年以後にスクレイピーで死亡したヒツジに由来するものが使われた。一九九九年七月に発表されて、この実験は、二頭のヒツジ（各群一頭ずつ）が、ＢＳＥを強く思わせる症状を示したあとで死亡したことを確証することができた。それ以来、同じ研究者たちは、食物経路でこの実験を再現する努力をしている。これらの実験結果は、ＢＳＥの正確な原因という問題と、ウシの病気とヒツジのスクレイピーのあいだの関係という問題を提起する。中心的問題は、こんにち、保健衛生の観点からも経済的観点からも、イギリスやその他でスクレイピーと診断された症例が、単に、株がヒツジという種に適応していなかったＢＳＥの症例ではないのかどうかを知ることである。もしそれがあたっていれば、スクレイピーの原因因子によって人間が汚染されるリスクは、ＢＳＥが人間にうつるリスクと同等であろう。

Ⅱ　牛海綿状脳症

驚くことに、狂牛病の危機は、一九九〇年代のなかばまで、イギリスだけに執拗につきまとう災いだった。

島だけの出来事というこの特徴は、この危機の国際レベルでの必要な管理を隠蔽してしまうことになる。この危機は、それが引き金を引いた保健衛生上の強迫観念を越えて、私たちの社会にとっての啓示者となる。すなわち、科学と社会のあいだのだんだん複雑になる関係をぐらつかせる、内破の啓示者である。その変遷が進歩であっても足踏みであっても、科学はときにコミュニケーションの問題を経験することがある。ときにきわめて複雑な科学的問題を理解するには、最初の一歩は、あまりもしばしば無視されるが、歴史的な次元によって回り道をしなければならない[1]。この必要不可欠な歴史的視点は、科学の諸理論の歩み（科学的思考の曲がりくねった複雑さは、学派のけんかという結果になることがある）、それらの偶然性と無関心、あるいはさらにそれらの直観や疑いを理解することを可能にする。

（1）参考文献【六】による。

1　歴史の諸相

ＢＳＥの最初の観察は一九八五年にさかのぼるが、この病気を記述した最初の真の科学的論文が発表されたのは、一九八七年十月である。当時、この病気は科学的好奇心の対象と見なされる。一九八六年、中央獣医学研究所は初めて、イギリスの二つのウシの群れで、未知の型の海綿状脳症にかかっている二頭のウシを同定する。イギリスで最初に観察されたこのウシの病理は急速に、一九九〇年代から、ヨーロッパの複数の国で真の動物間流行病となる。一九八九年の終わりには、一万例以上が数えあげられる。イギリスのエピデミックが進展するのに直面して、そこで重要なことは、これほど多くのウシを襲うこの病気の原因を理解することである。イギリスの疫学者たちは、この病気にかかったウシのすべてに共通な要因が飼料に添加された肉骨粉であることをすばやく確認する。獣医学的な緊急対策――とくに飼料中の肉骨粉の禁止――が取られたにもかかわらず、何もならない。病気は広がる。一九九二年には、エピデミックはすでに三万七〇〇〇頭のウシを襲い、イングランド島のどの地方をも容赦しない。科学コミュニティーは、イギリスでも国際的にも、この事件を茫然自失で追いかける。しかし、いってみれば偶然に、研究はプリオンの最近の足跡をおさえ、同じ年にスタンリー・プルシナーによって展開される。ますます多くの研究者、獣医、医師たちにインスピレーションを与えるこの新しい流れのなかで、かなりの数の研究が行なわれることになる。この病気はとくに、病因、病原の観点からも、人間や他の動物に病気が広がる可能なリスクという観点からも、多くの問題を提起する。ウシという種への破壊的被害を越えて、人間への仮説的な影響が問題である。人間はこのタイプの感染に感受性があることが、CJDに関する研究を通じてわかっているのである。人間の食物についての最初の保護策は、屠殺場で、

ＢＳＥによって強く汚染されていることが疑われるすべての器官（脳と脊髄）を除去することである。平行して、イギリス当局によって取られた最初の医学的イニシアチブは、一九九〇年からのＣＪＤ監視ユニットの構築である。エジンバラ大学の神経学者、ロバート・ウィルに委ねられた使命は、イギリスにおけるＣＪＤのすべての症例の症候学的所見を、スクリーニングおよび分析できるよう強化されたユニットを軌道にのせることとである。一九九三年以来、この疫学監視センターは、ヨーロッパで最良のＣＪＤ専門家たち、とくにＡ・アルペロヴィッチに率いられるチームとつねに相乗効果的に活動してきた。この協力関係は、私たちが使える疫学的データを著しく拡張し、貴重な役割を果たした。一九九五年以後、若い患者で確認された海綿状脳症の疑い例三例を同定することができたのは、このネットワークの活動のおかげである。これが、何ということか、ＢＳＥによる汚染に帰せられる特徴をもつｎｖ－ＣＪＤが出現したことの証明だった。これらの疫学的観察から、種間伝達性の証明は、最も重い健康のダモクレスの剣（つねに身に迫っている危険）として現われ、ヨーロッパの科学の大規模な動員がぜひとも必要であることが証明された。

2 疫学的データ

ＢＳＥを、届け出の義務がある病気と位置づける保健衛生の保安対策が確立されて以来、この病気は欧州連合の国々の大部分で確認された。二〇〇一年八月一日付けの国際獣疫事務局（ＯＩＥ）の数字では、早くもすでに六七四例がアイルランドで、五三七例がポルトガルで数えられた。アイルランドの情況は、イギリスとの地理的な近さを考えれば容易に理解できるし、ポルトガルの場合は、約一万二〇〇〇頭のイギリスのウシを繁殖用に輸入したことを考えれば、理解できる。フランスでは、最初の症例が一九九一年に検出されたが、牛海綿状脳症はきわめて散発的な病気のままだった。農業水産省の公式な数字では、三六五例が二〇〇一年八月に数えられた。臨床観察の結果、この病気の年間発生率は、フランスのウシの総数二一〇〇万頭（そのうち一二〇〇万頭が二歳以上）について、つねに一〇〇万頭に一頭以下だった。このフランスの年間発生率は、したがって、アイルランドやポルトガルより非常に低い。しかし、この発生率は、あとで述べるようなスクリーニング検査が使われるようになって、上方修正された。ヨーロッパの近隣諸国ももはや容赦されない。ギリシアは二〇〇一年六月に、ＢＳＥの症例の最初の観察を公表し、その数週間後には、チェコ共和国がその領土で最初の症例を認める番だった。

実験的には、牛脳症は、中枢神経系への直接注射（いわゆる脳内経路）によって、ある種のサル、小型反芻類、ミンク、ブタに伝達可能である。この病気は、実験的には経口経路でも、病気に冒されたウシの脳から、ミンク、ヒツジ、ヤギに、スクレイピーに対する耐性の有無にかかわらず伝達される。一九九六年六月に公表されたこれらのデータは、牛脳症に固有のリスクの分析を複雑にすることとなった。実際、もし感染因子の株がヒツジやヤギを、とくに動物性飼料粉の摂取によって感染させることができるなら、これらの小型反芻類は、お返しにウシを汚染するために、感染因子の真の保有動物としてふるまうことができるであろう。牛脳症の感染因子株を永続的に存在させることによって、この経路は大きな公衆衛生上のリスクとなる。この新しいリスクの同定は、とくにイギリスとフランスで、スクレイピーの防除対策と、食品安全性に関する予防対策の実行を導いた。肉骨粉のすべての動物への供給の禁止と、リスクのある特定の材料の組織的な除去は、これらの要求に応える対策である。

3　病原性

スクレイピーとは反対に、そしてアナデミー(1)によるイギリスでのBSEの劇的な広がり以外に、水平伝達のどんな証拠も得られていない。ウシの胎児は、BSEにかかった母ウシの体内で感染しないし、乳は、精子と同様、まったく感染力を示さない。実験的に伝達したとき、メスのウシは平均で三六か月後に臨床的に病気になり、中枢神経系だけがそのとき感染する。しかしながら、潜伏期のあいだ、末端回腸（小腸の末端部）は伝染後六か月から一〇か月間、汚染性がある。動物は病気の徴候をまったく示さないのに、この期間、腸は汚染性があると思われる。この特徴から、ウシの腸を人間の食料に使用することと、動物用の飼料補助剤にウシの腸を混入することが禁じられるようになった。

（1）つまり、食物経路による感染因子の分散。

ウシの病気の一つの重要な特性は、汚染された動物の体内での感染性の分布である。先にみたように、ヒツジでは、高い感染率を示す器官は多数ある。それは、中枢神経系、脾臓、リンパ節、扁桃腺、回腸、胎盤である。他のいくつかの器官は、感染価はもっと低いが、同様に無視できない。それは、肝臓、肺、膵臓、胸腺、下垂体、副腎である。逆に、ウシでは、中枢神経系、特定の神経節（背側脊髄神経節と三叉神経節）、遠位回腸だけが感染性がある。現在の知識からは、ウシが経口経路で汚染された場合、感染因子は腸の粘膜を横切り、消化管のリンパ系組織が形成されるときに増殖すると考えられる。病気はまず回腸によって、その後、細網内皮系およびリンパ系によって広がる。潜伏期の長さは、この神経系外の侵入期に部分的に依存する。免疫系は、リンパ系器官のなかで感染した標的細胞をまき散らすことに重要な役割を果たすと思われる。次に、中枢神経系の侵略は胸部脊髄神経節から始まり、内臓交感神経繊維による侵入を示唆する。脾臓は、少なくとも一時的には重要なステップであるようにみえる。パイエル板[1]も同じで、これは消化管経路による感染に介入すると思われる。通常の生物の防御メカニズムがみられないことは、感染因子が厳密に細胞間で伝達されるという可能性によって説明されるであろう。この細胞間伝達は特定の細胞、あるいは特定の細胞内部位に限られているかもしれない。

(1) 哺乳類小腸の粘膜固有層にみられる、リンパ小節の集合体〔訳註〕。

病気の期間の長さはさまざまである。臨床徴候が現われたのち、その動物個体が死亡するまでの進行期間は六か月から数か月である(ほとんどの場合、六か月から八か月)。スクリーニング検査が普通に使われる以前は、診断は、脳幹とよばれる脳の基底部の特別な領域の顕微鏡検査によってしか保証されえなかった。こんにちでは、病理解剖学的検査が、診断結果が陽性であった場合に診断を確認するために使われる。いろいろな組織の顕微鏡分析によって、ニューロンの細胞質中に空胞の形で存在する変性病変を明らかにすることができる。これらの病変は局所解剖学的にも定性的にも、スクレイピーのものと非常に似通っている。他の病変上または生物学的な異常はまったく検出できない。とくに、細胞または体液による媒介に対する免疫応答が存在しない。このような免疫応答は、他の動物感染症(ブルセラ症、結核など）におけるように、動物個体の存命中に単純な方法で確実な診断をすることを可能にするものである。

4 病原体の特性

感染因子の分離物について行なわれたすべての研究が明らかにするところでは、牛海綿状脳症の原因となる病原粒子は、その他の脳症、すなわちヒツジの脳症、ミンクの脳症、あるいはさらにクロイツフェルト・ヤコブ病の病因として疑われる病原粒子と非常に異なる。この特殊性から、牛海綿状脳症の発症を理解することはできるとしても、その原因という問題を解決することはできない。まず、これはきわめて長い潜伏期間（平均四〜六年）を特徴とする病気である。その結果、この病気は、一般には二歳以上の成獣にしか現われない（最も若い例は二十か月、最も年長の例は十四歳）。この病気が同定されたすべての国で、このウシの病気はおもに四歳から七歳の個体を襲う。プリオン蛋白質を暗号化する遺伝子のある種の多型が観察されたにもかかわらず、遺伝子型の頻度の差を検出することはできなかった（BSEにかかったウシ、またはかかっていないウシ三五〇頭について行なわれた遺伝分析）。疫学的データは、現在、BSE因子はスクレイピー因子がウシに適応した産物であろうということを証明する傾向がある。

この病理のもう一つの特性は、牛海綿状脳症の原因となる病原因子株[1]の特異な性質にある。現在、ある種のプリオンは急速に病気を引き起こすが、他のプリオンはもっとゆっくりとした進行を誘発することがわかっている。いろいろな株が存在することは、脳の異なる領域について病原体の親和性が異なることにも現われている。海綿状病変の定量的地図は、パッティソンに率いられるグループによって二〇年来とくによく研究されているが、これによってさまざまな感染株を同定することができる。海綿状脳症の場合、株の単一性は、こんにちまで研究されたヒツジとヤギの従来のスクレイピーのすべての症例で認められる感染因子株の多様さと対照的である。Ｄ・ドルモンのチームが明らかにしたところでは、ＢＳＥの株はヒツジのスクレイピーの従来の株よりも毒性が強い。[2] このちがいは、家畜および野生の反芻類の伝達性海綿状脳症のなかで、牛海綿状脳症を際立たせる。次に、このちがいから、牛海綿状脳症が他の動物に伝達された場合に起こる問題を分析することの困難さが理解できる。

(1) いろいろな株は、ある特定の宿主種における潜伏期の長さと神経変性の臨床的および組織学的徴候で区別される。さまざまな株は、多様なニューロン細胞集団に接触する。一九九六年十月二十四日付けの『ネイチャー』によると、コリンジらはウェスタンブロット法で、ＣＪＤで死亡した患者の脳内に発見された病原性プリオンの電気泳動パターンを調べた。のちの、ｎｖ‐ＣＪＤに由来する病原性プリオンの研究によって、最初に記述されたものとは非常に異なるが、ＢＳＥ因子に汚染された動物で観察されるものと同じ、新しいタイプの病原性プリオンを発見することができた。現在、ウシに用いられるスクリーニング検査は、病原性プリオンのこの「生化学的特徴」に基づいている。

感染因子の伝達様式も特殊である。牛海綿状脳症は、汚染された食餌の摂取によってうつるが、病気の成獣とその近くにいるウシとの接触によっては伝達されない。したがってこれは、たとえばスクレイピーがそうであるような、真の伝染病ではない。それにもかかわらず、イギリスのある実験が明らかにしたところでは、脳症にかかった母ウシから生まれた子ウシは、五〜一二パーセントの例で脳症にかかることがあったが、この伝達の様式は同定されていない。この観察は、ヒツジのスクレイピーで知られているのとは異なるタイプの遺伝的素質の存在に依存しているかもしれない。あるいは、それは妊娠中の感染であるという説や、生後数週間における伝達だという説もある。だれも決着をつけられず、議論は終わらないままである。

最後に、BSEのもう一つの重要な特性は、感染因子に感受性のある動物種の数に関係する。スクレイピーは、ムフロン（野生ヒツジ）と、たぶんミンクにしか食物経路で伝達されないが、それはこれらの動物がヒツジの遺骸を食べさせられたときである。したがって、汚染される可能性のある動物種の数は少ない。牛海綿状脳症はまったくちがって、すでに多数の非常に異なる動物種に伝達された。[1] BSEは、汚染された飼料を介して、イギリスの動物園で飼われている多数のアフリカ動物相の大型反芻類

（クーズー、ゲムズボック、ニアラ、アラビアオリックス、イランド）や野生ネコ科動物（ピューマ、トラ、チータ、オセロット、ライオン）を襲った（二〇〇一年三月、BSEの一症例がフランスのある動物園の一頭のチータでも同定された）。動物園で生活している霊長類や原猿類も逃れられなかった。そのうえ、総数七〇〇万頭と推定されるイエネコの一〇〇頭余がイギリス、ノルウェー、リヒテンシュタインでこの病気にかかった。注目すべきことに、ネコの病気は、一九九〇年に有病率のピークがあったのち、数が減り、いまでは消滅した。この疫学的変遷は、ネコが感染したウシの組織を含む工業的飼料を食べたことによって汚染されたという仮説と、完全に一致する。アメリカ合衆国では、多数のミンクが海綿状脳症にかかっていると診断された。ウシに由来する屠殺場の廃棄物が毛皮のために飼育されているミンクに供給されたことによって、ミンクにおける伝染は、助長されたのかもしれない。実験的には、BSE因子の食物経路によるミンクへの伝達が証明され、反対にミンクの海綿状脳症は脳内接種によってウシに伝達可能だが、消化系経路によってではない。[2] 最後に、自然状態で、北アメリカの数種のシカ科動物、すなわち、ミュールジカ、オジロジカ、ロッキー山脈のヘラジカが飼育下または野生状態で、病変があらゆる点でBSEと似通った慢性消耗病といわれる病気を発病する。[3] こんにちまで、ごく少数の動物、たとえばアナウサギや鳥類だけが、BSEに汚染された組織を実験的に接種する試みに抵抗するようにみえる。

BSEの原因となる因子がさまざまな動物種に、ときには系統的にウシとは遠く離れた種にまで、これほど頻繁にうつるという可能性は、公衆衛生に関する専門家たちを当然のことながら動揺させた。このような伝達は、他の自然に伝達されるプリオン病のどれにも観察されていなかったからである。この確認とともに、なにも通さない種の壁という概念が崩壊するようにみえる。一方、ネコが実験的には、脳内接種された場合にクロイツフェルト・ヤコブ病に感受性があるという事実は、種の壁を越えるという意味で、同じ動物種において牛海綿状脳症とクロイツフェルト・ヤコブ病のあいだに感受性の共通性がありうることを示した。人間における潜在的リスクという概念を提唱するために使われることになるのは、一九九〇年以後、イギリスの海綿状脳症に関する国立諮問委員会によって伝えられた最初の具体的な科学的論拠である。パッティソンが委員長をつとめるこの委員会は、さまざまな型の海綿状脳症が人間および動物の健康にどのような結果をもたらすかについての科学的意見を提供する役目を負った、神経学、疫学、微生物学の専門家たちを集めるために設立された。最初に提唱された議論は、おもに疫学的性質のものだった。核心は、四十歳以下の人を襲うという意味で人間における新しい臨床実体(4)をなすクロイツフェルト・ヤコブ病の一〇症例が発見されたことにあった。疫学的な立証をするのは、しかし、人間での散発性の病気の発生率が非常に低いことと、強化された監視によって偏りができたことから、むずかしい。しかしながら、忘れてならないのは、多数の他の家畜または野生の肉食動物（イヌなど）や動物園の反芻類がBSEの感染因子に接触した可能性があるが、これらの動物種でこの病気の伝達の徴候が特定されえたことは一度もなかったということである。種の壁を飛び越えるというのは、したがって、まったく相対的な概念で、そこには多くの要因（提供種、受容種、感染因子の株、接触可能情況）が、一つの種から別の種に病原体がうつることができるかどうかを決めるべく介入する。公衆衛生に関して重要なこの概念がもたらす結果については、あとで述べる。

（1）参考文献【二】による。
（2）参考文献【二七】による。
（3）参考文献【三六】による。
（4）参考文献【三五】による。

5　臨床徴候

ウシの病理は、行動障害（恐怖、攻撃性、機能亢進）と、その後すぐにみられる、だんだん動けなくなる運動障害とが結びついたものとして現われる。一般に、飼育者の注意は、まずその個体の行動の変化に引きつけられる。その個体は神経質になり、たとえば搾乳室に入るのを拒んだり、なにかの操作に対して脚蹴りで暴力的に反応したりすることがある。病気の個体は、牧場で群れから離れたところにとどまることが非常に多く、地面を掻き、絶えず鼻面をなめている。ときには、飼育者は、歩行障害、とくに後脚の運びの障害にも気づく。この場合、ウシは特徴的な姿勢を示し、後脚が胴体の下にきて、尾が立ちあがる。病気のこの段階で、全体的な容態は悪化する。すなわち、転倒が頻繁になり、体重が減り、乳生産が減少する。スクレイピーとは反対に、重要な皮膚徴候（たとえば痒覚）は観察されない。ときには、臨床徴候はストレスがあったときだけ現われる。たとえば分娩や、屠殺場への輸送のときである。伝達性海綿状脳症の厳密な診断は相変わらず難しい。なぜなら、他の多くの感染性の病理（リステリア症、狂犬病、髄膜脳炎）、代謝性の病理（たとえば草食性テタニー、銅欠乏症）、癌性の病理（脳または小脳の腫瘍）と混同される可能性があるからである。この病気は、飼料の与え方の特殊な条件から、乳牛種のメスをおもに襲う。乳牛種の肉はあまり消費者の利益にはならないため、農家の飼育動物用の飼料補助剤の調製に使われ、こうして病気の拡散を増幅した。

6　疫学監視およびBSE根絶の装置（対策、計画）

フランスにおけるBSE疫学監視の全体的装置は、現在、三つのフェーズを含む。まず最も古いものである、臨床症例の疫学監視は、疑わしい神経学的障害[1]を示すすべてのウシをつきとめることを目的とする国内ネットワークに基づいている。一九九〇年六月以来、BSEは感染性と見なされる病気になった。それ以後、臨床疫学監視の国内ネットワークが配置された。この保健衛生監視のフェーズは、「受動的」といわれるスクリーニング手段を表わす。この国内ネットワークは、飼育者、保健獣医師（政府のために保健衛生の問題を担当する獣医師）、各県の分析研究所、獣医学局、フランス食品衛生安全局（AFSSA、リヨン）の研究所を含む。このネットワークの目的は、BSEの症例を診断し、可及的すみやかに介入することができるように、疑わしいウシの脳の収集と分析を保証することである（準拠する分析法は、神経組織の組織病理学的検査と、「ウェスタンブロット法」[2]によるプリオンの存在の探求である）。

（1）AFSSAによれば、疑いは、なにか別の原因に確実に結びつけることができない症状を示しているか、または示していた、生きたウシ、屠殺されたウシまたは死亡したウシに関係する。

（2）電気泳動によって分離された蛋白質をニトロセルロース膜などに転移し、この蛋白質を抗体によって検出する免疫化学的方法〔訳註〕。

どれほど貴重であっても、これらの疫学的データは、しかし、臨床症例に関してだけでも不十分である。病気にかかっているがまだ症状を現わさないウシの有病率を知ることは、ある領土全体のこの病気の有病率をよりよく把握することを可能にする。これが、臨床徴候を示さない個体に実施される検査法を用いる能動的スクリーニングに頼ることの目的である。この監視プログラムは、脳内に病気の特異的な標識が存在することについての組織的な研究に基づいており、二〇〇〇年六月から、リスクのあるウシ(すなわち、二十四か月齢以上で、病気または事故が原因で死亡したか、または安楽死させられたもの)について適用された。このパイロット研究で掲げられた目的は二つあった。まず、特定の集団についての病気の有病率、潜伏期にあるリスクをもつウシの有病率を推定することであった。したがって、この研究の結果を分析することによって、フランス国内についてのBSEの疫学的知識を向上させることができるにちがいない。フランスの「大西部」地域[1](フランスのウシ総数の六六パーセント)が、このスクリーニング検査を使用するためにおもに選ばれた。なぜなら、フランスのBSEの臨床症例の七五パーセント近くがここで診断されたからである(この科学的プログラムは、バス＝ノルマンディ、ブルターニュ、ペイ＝ド＝ラ＝ロワールの三つの地方での徹底的な調査から成る)[2]。このパイロット研究のもう一つの目的は、迅速な検査と、それまで使われていた公式の従来法(ウェスタンブロット法および脳の組織学的検査)とを比較することだった。従来法は大規模での使用にあまり適さない。取りあげられたスクリーニング検査は、プリオニクス社のものだった。これがスイスで力量を示したばかりだったからである。しかし、AFSSAは、他の入手可能な検査との比較に取りかかり、補足的な有効性確認の作業ができるような試料バンクを構築した。この研究プログラムは(「パイロット」プログラムともいわれる)、二〇〇〇年八月七日から二〇〇一年三月十六日に実施されたもので、潜在的にリスクがある集団（自然に死亡した高齢のウシ、安楽死させられたウシ、事故が原因で緊急に屠殺されたウシ）と同定された、八十か月齢以上のウシ四万四〇〇〇頭を対象としていた。保健衛生監視に関連して重要なこれらの多数の科学的データを処理するために、AFSSAは追跡科学委員会を設置した。この委員会の任務は、プロトコールの実施条件を確認し、良い実施を監視し、その結果を確認することである。

（1）大西部地域ペイ＝ド＝ラ＝ロワール、バス＝ノルマンディ、ブルターニュ、サントル、ポワトゥー＝シャラントの各地方から成る地域〔訳註〕。

（2）フランスにおけるウシの飼育頭数は、三二万八〇〇〇頭（一九九九年の数字）を少し上回り、そのうち三万一〇〇〇頭がバス＝ノルマンディで、三万七一〇〇頭がブルターニュで、三万三〇〇〇頭がペイ＝ド＝ラ＝ロワールで飼育されている。

最後に、疫学監視の全体装置の第三の部分は、屠殺場に入るウシにおけるBSEの組織的スクリーニングを含む。このスクリーニングは、二〇〇〇年十二月四日、欧州連合の農業大臣会議によって決定された。フランスでは、このスクリーニングは、二十四か月齢以上の個体が食物連鎖に入る前に行なわれる。二〇〇一年七月以来、人間の食用に適する牛肉は、二十四か月齢以下のウシまたは、それよりうえの齢でも脳幹で実施されたBSE診断検査が陰性であったウシにしか由来しえない。この検査が実施されずに屠殺された二十四か月齢以上のウシの遺骸と臓物は破棄される。

二〇〇一年八月までに、これらの三つのレベルの疫学的分析は、受動的スクリーニングでBSEの症例二四四例、リスクのあるウシについて行なわれた研究プログラムで八五例、屠殺場へ運ばれるウシについて行なわれた組織的検出で三三例の存在を明らかにした。これらの組織的保護対策の結果、検査が陽性の場合、その群れ全体が屠殺されることになった。二〇〇一年の夏のあいだ、フランス政府は、BSEが一例でも診断された群れを屠殺するという対策を変えることができるかについてAFSSAによって下された意見を審査した。科学的不確実性を考慮すると、AFSSAの意見は、選択的屠殺（高齢の集団だけを屠殺）をすぐに実施することが、全体屠殺が現在確保しているのと同等の保健衛生上の保護のレベルを消費者に提供するだろうと結論することはできなかった。ネットワークのおもな当事者の幅広い協議と、フランス食物委員会への訊問ののち、政府は、二〇〇一年七月に入手できた要素から選択屠殺の最適な方式を定義することはできないとみなした。

7　スクリーニング検査の希望

食物連鎖に入るウシの汚染因子の信頼できるスクリーニングは、人間の健康の保護を保証することのできる最も重要な防火装置である。この緊急の研究の前線で、時計との本当の競争が始まった。どうやって、BSEにかかったウシを健康なウシから、臨床徴候が現われる前に識別するのか。可能な道は、ある抗体が、感染している可能性のある脳組織内で酵素を作用させたのち、病原性プリオンを認識することができるようになるような、免疫学的検査法を開発することである。多くのチームが現在この問題について研究している。一九九八年に、それらのうち三つのチームが、屠殺後の個体に使用できる死後タイプの最初の検査法を発表した。プリオニクス（同じ名のスイスの企業によって開発された）、バイオラッド（フランス原子力庁によってアメリカの企業と共同で開発された）、エンファー（アイルランド）である。これらの検査法は、屠殺場のなかで大量に適用されうるために必要な実際的な特徴を提供するもので、ヨーロッパ委員会の共通研究センターによって数か月間実施された検査に呼応して、消費者健康保護局（SANCO）によって、ヨーロッパレベルで有効と認められた。

思い出してみると、伝達性海綿状脳症は、長い潜伏期ののちにしかはっきり現われないという性質をもつ。感染の最初の瞬間と、発見しうる臨床徴候の出現（末期、われわれはその前では無力である）とは、数か月あるいは数年の潜伏期間によって離されており、その期間の無症状の伝達能力はまだはっきりしない。ウシでは、およその長さは数十か月と数えられ、ここから、屠殺時スクリーニングのプログラムで閾値は二十四か月に決められた。人間では、潜伏期は一〇年から二〇年、あるいはそれ以上にわたると推測される。これほど長い潜伏期間があるために検出が難しいということは、特別に問題である。この困難は、いずれにしても重大な問題である。なぜなら、あるスクリーニング法が早い段階に介入できればできるほど、開発された治療法（初感染の段階に介入しなければならない）はますます適用されうるチャンスが増えるだろうからである。この点について、ｎｖ－ＣＪＤにかかった一人の女性患者にテストされたある治療が驚くべき成功をおさめたことに関する最近の発表は、希望を担うものである。人間のプリオン病が出現して以来初めて、一人のイギリス人の若者で、抗精神病薬ラルガクチルと駆虫薬キナクリンを組み合わせた治療によって、臨床徴候の進展が遅らせられる。とはいっても、この結果によってもたらされた過剰な楽観主義を前にして、この治療をもっと大規模に適用する可能性については慎重であるほうがよい。神経変性性の病気に関して、神経学的徴候の緩解は、まれな、あるいはほとんど不可能な出来事にとどまるからである。

二〇〇一年一月一日以来、欧州連合によって取られた重要な対策のなかで、欧州連合のすべての国々の屠殺場に出頭した三十か月齢以上のすべてのウシに適用されなければならない検査への依存があげられる。これは現在、数百万頭のウシに該当する。この義務は予防原則の適用であり、絶対的な安全の保証ではない。実際、これらの検査は、汚染の進んだ段階に到達した組織を確実に認識することを可能にする。反対に、潜伏期の早い時期にある個体の感染性組織は、これらの同じ検査では明らかにされえない。しかしながら、保護対策の強化（食品から遠ざけるべきウシの器官の広範なリストと、全飼育段階における肉骨粉の使用停止）とともに検査に依存することは、安心感を与えるための追加的装置となる。

家畜と人間に適用できる検査の前線での科学的論争は、終わるには程遠い。この論争は、現在の死後検出の段階から生体内検出の段階へ入る決定的な一歩が越えられて、病気の周期のますます早い時期に同定できるようになったなら、まったく別の次元を取ったことだろう。そのような進歩は、公衆衛生にとって前進の一歩をなすほかに、飼育者たちに熱烈に望まれている。彼らは自分たちのウシを健全に保つための真の道具を手にすることになる。そのため、欧州共同体によって助成金が出されている一〇件以上の研究プロジェクトの一環として、五〇近くの先端の研究所によって行なわれている診断技術に関する研究が重要であることが理解される。現在、ゲッティンゲン大学（ドイツ）の神経病理学者であるハンス・クレッチマールの調整で研究をすすめる、デンマーク、イスラエル、スウェーデン、スペイン、スイスの研究者のコンソーシアムによって、将来有望な道が探査されている。彼らの研究プログラムは、動物でも人間でも血液検査のために使われそうな、特異的なモノクローナル抗体の検出能力に関するものである。

8 スクリーニング・プログラムの結果の分析

パイロット・プログラム「大西部」では、二〇〇〇年八月七日から十二月二十二日の期間について、リスクのあるウシの全体の有病率は一・六パーミルで、全部で四九頭が検査陽性である。臨床監視システムによって収集されたデータと、検査の適用後に得られたデータとを比較すると、安楽死させられたウシまたは緊急に屠殺されたウシではBSE有病率がより高いことが明らかである。受動的監視ネットワークは一〇〇万頭当たり一頭の発生率を示している。解釈の要素は、病気にかかっている各個体について行なわれた遡及的臨床調査の分析によって提供される。何よりも、リスクのあるウシのいくらかは、臨床徴候があったためにまったく論理的にBSEを疑われざるをえず、したがって、スクリーニング・プログラムの対象にはならなかったようにみえる。この報告を解釈するためにいくつかの仮説が提唱される。たとえば、訓練を受けていない、あるいは試験を受けていない獣医の診断が不十分であった、病気の末期の個体が以前に獣医に見せられていなかった（疑わしい徴候が消えていた）、飼育者が疑いを可能にする徴候歴について獣医に知らせることができなかった（知らせたくなかった）、ウシたちは実際、病気または事故の前は無症状だった、などの仮説である。最後に、注意しなければならないのは、比較的長い期間にわたってウシを追跡する必要がある病気に関して、獣医の職業的活動という文脈のなかで臨床疫学監視を行なう難しさである。また、安楽死および緊急屠殺のカテゴリーについての病気にかかる率は、プログラムに含める基準が忠実に守られていたとしたらこの程度であったはずだという率より、高く見積もられていると考えることもできる。ウシ個体のタイプと原産地による有病率の詳細な分析は、リスクのある個体のカテゴリーによって病気にかかる率に有意な差があることを明らかにする。すなわち、「自然に死んだ」カテゴリーでは一パーミル、「緊急屠殺」カテゴリーでは二・四パーミル、「安楽死」カテゴリーでは三パーミルである。生年については、病気にかかる率は一九九三年、一九九四年、一九九五年の同齢出生集団について有意に高いことが確認され、それぞれ三・三パーミル、七・一パーミル、三・二パーミルである。最後に、個体の原産地方によって、観察された有病率に大きな違いが現われる。ブルターニュの有病率（二パーミル）はペイ＝ド＝ラ＝ロワール（二パーミル）と同様だが、バス＝ノルマンディの有病率は有意に低い（〇・六パーミル）。

この全体的研究は、時間の経過とともに、リスクのあるカテゴリーのなかで感染の有病率が減少したことを証明した。遡及的臨床調査については、検査でスクリーニングされたリスクのあるウシの大きな割合が、少なくともＢＳＥの温和な徴候をいくつか示していた。この研究の全体が、地理的により大きい規模でこのタイプの研究を繰り返すよう促す。この目的は、領土全体でリスクのある個体に組織的検査プログラムが実施され、全頭屠殺対策の対象となって屠殺場に運ばれる個体に検査が実施されれば、達成されるかもしれない。この種の研究は、ウシの原産地方、生年、属するカテゴリーによる有病率を推定することを可能にするだろう。

第五章　プリオン――形の問題

気違いじみた考えは病気のように蔓延し、その一つにかかった者は一般にすべてにかかる。

アンドレ・ジークフリード『いくつかの格言』

感染因子の特性の異常さは、一九一四年から一九八一年のあいだに、その本質について数多くの仮説をもたらした。たとえば、ダニ類、濾過性ウイルス、複製性蛋白質、プロウイルス、ウイロイド[1]、普通ではない特性が加わった従来のウイルス、核蛋白質複合体、多糖類のキャプシドに包まれた核酸、あるいは、膜に結合したDNAといったものである。こんにち、プリオン病の病原過程において、蛋白質以外の因子が存在することは実験的に証明されていないが、蛋白質仮説を決定的に確実なものとし、特権的な仮説という以外の資格を与えるには、相変わらず鍵となる実験が足りない。したがって、解釈の場は広く開かれている。しかしながら、かつて正統派の考え(ウイルス仮説)を代表した仮説は、蛋白質仮説(異端の流れ)が出てきたおかげで、しだいに捨てられるようになったことをいまや確認せざるをえない。こんにち、真のドグマに昇格しているのは後者である。同時に表明されたにもかかわらず、これらの二つの仮説は、エピステモロジーの大きなちがいによって区別される。

(1) ウイルスより小さい新しい型の植物病原体。

I　ウイルス仮説

ウイルスの遺伝的変異性は、たしかに、株[1]の多様性を最も簡単に説明することのできる特徴である。エジンバラのアラン・ディッキンソンらは、ある同じ宿主で複数の因子株を確認した。この観察は、宿主と独立に伝達性の情報が存在することをほのめかす。当時、探されている因子は、ウイルスより大きいすべての微生物を保持すると見なされているフィルターを通過するだけに、ウイルスだと信じられた。

このモデルによれば、病原性蛋白質の脳内蓄積は、まだ同定されていないウイルスによるウイルス感染の病理的産物にほかならないということになる。この仮説のおもな論拠は、変化した蛋白質と感染性を分離できるということに基づく。しかし、この病原因子は、宿主の免疫防御の目には見えないままである。この特殊性を説明するために、当時は、免疫系によって認識される可能性のあるウイルス蛋白質を暗号化しない、裸の小さな感染性核酸（植物のウイロイドと似た）があるのだと仮定された。この仮説は、一八六〇年頃にルイ・パストゥールによって定義された感染性の概念の延長上にあるので、歴史的には理にかなったもので、まだ同定されていない核酸の存在をほのめかす。ウイルス仮説の支持者たちは、しかし、仮説的なウイルスゲノムの存在に全員が同じ重要性を認めるわけではない。ある人びとによれば、それは従来のウイルスで、ウイルスゲノムはそのウイルスに固有の蛋白質を暗号化しているだろう（ウイルス仮説）。他の人びとにとっては、それはむしろ蛋白質に結びついた核酸だということになる。この仮説はウイリノ仮説といわれ、この核酸の小さな断片の配列は異なる株のあいだで大きな変異があると仮定する。このことは、こうして形成された複合体に、多数の株の存在だけでなく種の壁の存在をも説明するのに十分な、立体特異的な特性を与えるかもしれない。この仮説によれば、核酸はあまりにも強くある蛋白質に結びついているので、そこから離れがたいのだろう。

（1）一つの株は、一つの独特の病変プロフィール（潜伏期間、神経病変の局所的分布、定量的規模）によって定義される。さかんに議論されているのは、株に特異的な情報の担い手が何か、ということである。

ウイルス仮説（あるいはウイリノ仮説）の支持者たちにとっては、核酸の存在は、経口汚染の際にまずリンパ系器官に現われ、ついで中枢神経系に侵入するという、感染因子の親和性を説明できるかもしれない。この仮説の支持者たちが言うには、動物で継代接種によってプリオン病が伝達された際に得られた結果は、固有の潜伏期間だけでなく神経病変の特異的なプロフィールによっても特徴づけられる、異なる株が存在することを明らかにする。彼らにとっては、この特殊性は、ウイルス病に共通する特徴の一つを思い起こさせずにはおかないものである。さまざまな株の存在は、したがって、感染のメカニズムにおける蛋白質の唯一性を疑うことを可能にするだろう。にもかかわらず、ウイルス学の従来の諸モデルは、プリオン病の生物学的、物理化学的特性、そしてとくに免疫反応のないことを説明するのに十分ではない。したがって、ウイルスまたはウイリノ仮説が、蛋白質モデルよりも有効だと考えるのは不当だと思われる。

II　蛋白質の話

スクレイピーの原因となる因子のサイズを評価するために、ロンドンのハンマースミス病院のティクヴァー・アルパー[1]らは、感染性の脳の抽出物に照射した。照射による感染因子の不活性化は、事実、一個の感染粒子のサイズの上限を決めることを可能にする。結果は驚くべきものだった。当時、ウイルス界の一部をなすと考えられていた病原体は、すでに知られているウイルスの最小のものよりもはるかに小さいように見えた。この小ささは、遺伝財産の基礎をなす鎖の環、すなわち核酸（DNAまたはRNA）の存在を排除するように見えた。そのうえ、照射が核酸を型通り破壊する紫外線によって行なわれると、ウイルスは不活性化される。この研究者たちが確認したのは、他のどんなウイルスも不活性化されてしまうほど高い用量で長時間照射されたのちでも、感染性の程度が低下しなかったことである。これらの結果は、一九六〇年代でも、そして、ロンドンのジョン・S・グリフィスによって提案された純粋に理論的なモデルによって、一つの蛋白質から他の蛋白質へ特別の折り畳みが伝播されるという仮説がすでに出されていたとしても、挑発的に見えた。これらの驚くべき結果と一致して、こんにちでは、病原体が、高温、冷凍、ホルムアルデヒドを基剤とする処理に対する大きな耐性のような、きわめて特殊な他の化学的特性をもっていることがわかっている。

（1）参考文献【二】による。

一九八〇年代初めに、ヒツジのスクレイピーの原因となる特殊な株の生化学的性質に関する研究を行ないながら、カリフォルニア大学の神経学者S・プルシナーは、ヒツジの病気の原因粒子を単離することを企てた。この因子の生化学的特性を確認するために、さまざまな精製方法で脳の抽出物の精製が企てられた。新しいウイルスをさがして、カリフォルニアのチームは、感染因子が微生物学で通常使われるすべての滅菌方法に耐性があることを明らかにした。これらの感染性粒子は、核酸のゲノムを破壊するに十分と考えられる熱処理、化学的処理、放射線処理、そして、生きている構造が耐えることのできない生化学的処理（たとえばプロテアーゼ）にも生き残ることができた。逆に、それらは、蛋白質を変性することで知られる尿素に感受性があった。スクレイピーの感染因子を接種したハムスターの脳に由来する大量の高感染性の組織を使って、プルシナーらは、感染性粒子が疎水性糖蛋白質であることを証明した。これらの驚くべき特性に基づいて、プリオンという概念がプルシナーによって作られる。

プルシナーは当時、病原粒子は感染性の蛋白質であると主張し、「蛋白質性感染性粒子」(proteinaceous infectious particle)だけに関するという事実を強調するためにそれに「プリオン」という名を与えるのである。この悪さをする粒子は蛋白質だけから成り、要するに、人間の体が何十億と含むような炭素原子、酸素原子、窒素原子からできていることになる(生き物の組成に入る三つの構成成分は、糖、脂質、蛋白質である)。この仮説の最初の解釈では、プリオンは宿主の知らない蛋白質で、その体内に侵入したのち、宿主の細胞装置を使って複製する。プルシナーが強調したのは、蛋白質だけで場合によって病気を伝達することがあり、ウイルスかどうかにかかわらず他のどの病原体でも引き起こしたであろう病理を引き起こすということである。海綿状脳症の汚染様式について知られるさまざまなシナリオを解釈するために、彼は一九八七年にこう提案する。すなわち、変化した感染性蛋白質によって宿主の正常な蛋白質がコンフォメーションの修飾を受けることがプリオンの伝播の原因となるメカニズムであり、それは以下のモデルによるというのである。

一個の正常な蛋白質　＋　一個の異常な蛋白質

⇓　二個の異常な蛋白質

宿主の本来のプリオン蛋白質は、一度修飾されると、増殖し、蓄積し、非病原性の内因性の蛋白質分子と相互作用し、非病原性分子はプリオン蛋白質と接触すると折り畳みが開き、みずからのコンフォメーションを修飾し、最終的に感染性の形のコンフォメーションを採用する。感染はこのときエンジンがかけられる。病原性蛋白質は、みずからのコンフォメーションの刻印を、ニューロンによってあらたに合成された他のプリオン蛋白質に押しつける。修飾された蛋白質は、このとき、正常な分子の変換のための鋳型として働く。この変化は連鎖反応の引き金を引き、形を変えたばかりの分子は隣接する他のプリオン蛋白質のコンフォメーションを修飾し、これが続く。形の変化に先立つ物理化学的条件が特殊なため、これらの構造の修飾はニューロン内部にある膜系のなかで起こるのであろう。

少しのちに、プルシナーのチームは、病気の個体の脳にみられる沈積物は大部分が、不溶性になったこの同じ疎水性蛋白質の蓄積からなることを証明する。これらの粒子は、ウイルスまたはウイルス粒子から簡単に区別され、核酸の存在を疑わせることはない。しかし、病気の伝達力のある組織抽出物のなかに核酸が存在することを証明しようとする数多くの試みは、すべて失敗した。逆に、同じ蛋白質(プリオン)だけが、感染性組織の抽出物中に存在する、唯一とは言わないまでもおもな成分であることがつねに明らかになった。この一連の収斂する論拠は、いまでもウイルス仮説の擁護者が少数残ってはいても、しだいに、「蛋白質だけ」という仮説をめぐるコンセンサスを生んだ。このカリフォルニアのチームによってそれ以来蓄積されてきた成果は、イギリスとスイスで行なわれた研究によって支持され、その総計として、ウイルス仮説にかかわるモデルにはだんだんと異議を申し立てる余地がなくなる。トランスジェニック動物の使用も、蛋白質仮説の成功に貢献した。遺伝財産が修飾された動物を用いて行なわれた実験から得られた結論のなかで、まずあげられるのは、宿主によって接種材料のプリオンと適合性のあるプリオン蛋白質が発現されることとの重要性である。ロンドンのチャールズ・ワイスマンのチームの研究は、内因性のプリオン蛋白質の存在が感染に必要であることをはっきり示した。それ以後、二つの形のプリオンが区別された。すなわち、正常な細胞性プリオンと、感染性の病原性プリオンである。事実、正常状態では、この蛋白質は、その機能が中枢神経系内で予想され始めているが、すべての神経構造の細胞によって発現される。脳の酵素が、この蛋白質を定期的に破壊して、新しいコピーを製造できるようにしている。[1]さて、この蛋白質がコンフォメーションを変えると、活発になり、塊になることができるので病原性になる。これは、真の鎧兜で、この蛋白質を除去する役目の蛋白質分解酵素の攻撃を通さない。分解に対して耐性になって、この感染性蛋白質は脳の多くの領域に、それらを担う個体の健康を犠牲にして、蓄積する。これらの不溶性蛋白質の蓄積は、病理解剖学者がこの病気を診断することを可能にする、有名な堆積の形成として現われる。内因性蛋白質の一次構造は病原性のものと似ているが、これらの蛋白質の空間的コンフォメーション（二次構造）はかなり異なる。自然のプリオン蛋白質は、その生物がうまく機能するのに役立つが、感染した宿主の体内で空間的構造が変化したのちには、避けられないこととして死の運び屋となる。

（1）蛋白質を分解する酵素は、蛋白質分解酵素とよばれる。

もし宿主がプリオンを発現しなければ（遺伝子が修飾されたある種の動物において）、病気の伝達あるいは伝播はない。そのうえ、人間型のプリオンを発現するマウス（ヒト化マウス）が、致死性家族性不眠症にかかった患者に由来する組織抽出物の接種によって感染しうる、という証明は、「蛋白質だけ」仮説の一環として説得力をもって説明される。したがって、感染は病原型のこの蛋白質の増殖から生じたかのように、すべては起こる。ウイルス仮説の支持者たちは、プリオン蛋白質はあるウイルスの受容器であるかもしれない、と言い返す。一方、もし接種物の蛋白質が宿主のものと異なるタイプだとすると、伝達は、二つのプリオン蛋白質のアミノ酸配列がどの程度一致しているかに依存するだろう。このことは、ヒツジのスクレイピーの場合に非常に重要な、種の壁の概念の分子的基礎を構成するだろう。もう一つの重要な結論は、伝達性海綿状脳症の家族型におけるプリオンの突然変異の病因学的役割に関する。事実、プリオン蛋白質の遺伝子が組み込まれたトランスジェニック・マウスは、遺伝型に類似した脳症を発病することが明らかにされた。したがって、感染因子のきわめて特殊な特性の全体が、生物学的情報の担い手である核酸の存在を疑わせ、こうして、病原体がウイルスであることを排除する。プリオンは、遺伝子が蛋白質の最終的構造を完全に決定するのではないということを劇的なやり方で喚起し、ついでに、すべての形はDNAから、という教義の不十分さを強調する。

III　プリオンの正常型

人間におけるプリオン蛋白質は、アミノ酸二五三個のシアロ糖蛋白質で、*N*-グリコシル化の二つの可能な部位をもつ。C-末端で、この蛋白質は細胞膜の外面にグリコシルホスファチジルイノシトールによって結合している。生まれつきもっているプリオン蛋白質の発現に関与する遺伝子の位置は、これまでに研究されたすべての哺乳類で知られている。人間では、この遺伝子は二〇番染色体の短い腕上に局在する。プリオン蛋白質を暗号化する遺伝子は、感染した人でも感染していない人でも、同じように発現する。暗号化する配列がたった一つのエキソン[1]に全部登録されているという事実は、それにかわるあらゆるスプライシング[2]の可能性を排除する。ゲノム構造は種間であまり差異を示さず、ヌクレオチド配列の相同性は、さまざまな哺乳類のあいだで非常に高い（八〇～九〇パーセント）。この蛋白質の、遍在しきわめて保守的であるという性格は、正常なプリオン蛋白質の一つの重要な機能に有利に働く。健康な動物が病理を発達させることなくこの蛋白質を製造する、という一つの事実は、それ以前のすべての研究に矛盾するようにみえた。プリオンの蛋白質は、自然には健康な動物の体内で発現するので、これが無害で脳の正常な機能のために有用なものと病気の出現に関与するもの、という二つの形で生産されるのでなければ、プリオン病の原因ではありえないと考えられていた。しかし、まさにその二つの形でつくられるのだが……。

（1） 遺伝子は、暗号配列と非暗号配列を含み、エキソンは非暗号配列であるイントロンによって中断されている。
（2） 遺伝子はまず、長い前駆体メッセンジャーRNAの形で転写され、次に短縮されて最終的なメッセンジャーRNA分子になる。この現象がスプライシングとよばれる。メッセンジャーRNAは、このときイントロンが取り除かれる。

記憶のために思い出しておくと、私たちの細胞は、どれについても、蛋白質の不変のストックはもっていない。プリオン蛋白質は、その他のすべての細胞蛋白質と同様、つねに分解されて再び合成される。それらの蛋白質の置換率は、数分間かかる一回の合成について半減期が五時間なので、相対的に高い。

プルシナーのチームが出した結論は、ヒツジのスクレイピーの原因となるプリオン蛋白質は正常蛋白質の変異型で、分解酵素に耐性をもつようになったものだということである。正常蛋白質は、「細胞性プリオン蛋白質」(PrPc)、感染型は、分解酵素(蛋白質分解酵素)に感受性がないことから「耐性蛋白質」(PrPres)と名付けられた。ある一つの蛋白質がはっきり異なる二つの形で存在することが、この理論の基本的(だがオリジナルではない)特性である。現実に、一次構造が同じ二つ以上の空間的コンフォメーションが問題である。したがって、耐性蛋白質は、新しいタイプの病原体をなすもので、正常蛋白質の修飾された空間形に対応する。この仮説は、核酸だけが情報を伝達できる唯一のベクターであるという古典的な概念を再び問題にする。蛋白質の構造の遺伝を制御するこの新しいメカニズムによれば、プリオン蛋白質の変化した形が存在するだけで、生まれつきの蛋白質を変形するのに十分であろう。こうして、プルシナーによって作りあげられたこのモデルは、この蛋白質が二つの異なるコンフォメーションの状態で存在しうると提案する。正常型は細胞表面に存在し、修飾された感染型はニューロン内部に蓄積するか、または死にかかったニューロンによって細胞外の空間に放出される。

健康な脳の断面の分析が明らかにしたのは、プリオン遺伝子は自然にはニューロン内で支配的に発現され、その率は細胞当たり約一〇～五〇コピーのメッセンジャーRNA(1)だということである。グリア細胞はといえば、細胞あたり三コピー以下しか含まない。ニューロンの細胞表面に蛋白質が特異的に局在することは、細胞接着蛋白質と同様、神経系の複雑な構造を発達させ維持するなかで役割を果たしている可能性を思い起こさせる。たとえば、他の細胞やさまざまな基質との相互作用、シグナリング[2]、あるいはさらに細胞外配位子との結合などである。そのほか、この蛋白質は現在、細胞外マトリックスの構成成分(ラミニン受容体)と相互作用をすることが知られている。また、この蛋白質は、ヒスチジン残基に比較的高い親和性(五～一〇マイクロモル)で四個の銅イオンを固定できることがわかっている。このことから、この蛋白質は細胞を酸化のストレスから保護することができるかもしれない。最後に、もっと最近の結果は、シナプス伝達、すなわち神経細胞間[3]の伝達と、細胞分化の過程における可能な役割を垣間みさせてくれる。なぜなら、プリオン蛋白質は細胞間シグナリング[4]の経路に結びついているからである。この後者の可能性は、ある可能な役割を胚発生中のプリオン蛋白質に与えるが、プリオン蛋白質は胚の一三日目から発現される。細胞の分化は胚発生の基本的な現象である。体のすべての細胞は遺伝的に同一だが、異なる遺伝子を発現することがあり、これによって細胞は異なる形態的および機能的表現型を現わすことになる。細胞分化の過程は、ゆえに、遺伝子の差別的調節であり、そのメカニズムは発生の鍵となる問題の一つをなす。神経系の発生と正しい構造を保証しながら、プリオン蛋白質は、電気的パルスの正常な交換を可能にすることによってニューロンの機能を確保することができるのだろう。

（1） DNAの転写の産物であるメッセンジャーRNAは、細胞内構造体であるリボソームによって読み取られ、蛋白質に翻訳される。

（2） 細胞における受容体のシグナル受容から機能発現にいたるまでの一連の情報（シグナル）伝達をいう〔訳註〕。

（3） 参考文献【四】による。

（4） 参考文献【二八】による。

中枢神経系の外では、この蛋白質は、リンパ球、単球／マクロファージ、樹状濾胞細胞の表面に主として発現される。また、注意しなければならないのは、末梢血の単核細胞の減数分裂または抗体刺激が、血液細胞表面に発現される内因性の形のプリオン蛋白質の過剰生産につながることである。

健康な脳から単離された生まれつきの形のプリオン蛋白質は、抽出するのが比較的難しい。しかしこのことは、クルト・ヴュトリヒの指揮下のチューリヒの研究者たちが、ウシと人間に由来する蛋白質の三次元構造を解明するのを妨げなかった。さまざまな生物物理学的アプローチ、とくに赤外分光分析と円二色性は、生まれつきの蛋白質がヘリックスを四〇パーセント以上含み、実質的に折り畳まれたシートの形を含まないことを明らかにした(1)。スイスのグループの研究は、プリオンが、分子の球状体（球状領域）に結びついた長い動く末端をもっていて、分子はαヘリックスに巻かれた三つの部分と、βシートの形の一つの要素を含むことを明らかにした。逆に、病原性蛋白質の構造はまだ正確には知られていない。沈積した蛋白質が凝集する傾向があり、X線や核磁気共鳴分光法による分析を阻害するからである。それでも、さまざまな理論的モデルはすべて、シート状に折り畳まれた鎖に富む感染型を示す（全蛋白質の約四五パーセント）。シートの存在は、ヘリックスがないことと考え合わせると、修飾された蛋白質の骨格が巻き戻されていることを示唆する。この図式によると、生まれつきのプリオン蛋白質が移行する際のコンフォメーションの変化は、ヘリックスに組織されている蛋白質の構造が開いて折り畳まれたシートに富む構造へと変わって、無害で有用な蛋白質を有害で感染性の高い蛋白質に変形するのであろう。

（1）蛋白質の二次構造。蛋白質が最終的に複雑な立体構造をとる前段階の、ペプチド鎖が折り畳まれた構造。αヘリックス（らせん構造）やβシート構造などがある〔訳註〕。

人間では、CJDのすべての家族型は、この蛋白質の突然変異に結びついている（とくにコドン一七八、一八〇、二一〇。一つのコドンは遺伝子に含まれる遺伝暗号の一部で、コドン一七八は内因性プリオン蛋白質を構成する一七八番目のアミノ酸を暗号化する遺伝子の部分に相当する）。人間の海綿状脳症のその他の型は、最も多くの場合、コドン一二九の多型に対応する個人の感受性に結びついているようにみえる。世界の人口は五〇パーセントがこのコドンについてホモ接合体であり（プリオン遺伝子を構成するDNAの二本鎖が両方とも同じアミノ酸を暗号化する、すなわちMet／MetまたはVal／Val)[1]、五〇パーセントがヘテロ接合体(Met／Val）である。散発性CJDを示す患者の大部分とnv-CJDにかかった人の全部がホモ接合体（とくにMet／Met）である。医原性CJD（たとえば抽出成長ホルモンによる）を呈する患者は、ほとんどすべてホモ接合体（最も多くの場合、Val／Val）である。一般的に、コドン一二九のホモ接合性は、この病気に対する感受性の一つの要因であるようにみえる。

（1）Met、Valは、アミノ酸略号。Meはメチオニン、Valはバリン。

すでに強調したように、細胞性プリオン蛋白質の潜在的機能、とくに神経系の活動に関する機能の分野で、数多くの研究成果が蓄積されてきた。逆に、いくつか未知のことが残っている。たとえば、免疫機能における正常蛋白質の役割、末梢感染の際の感染因子の一次的標的細胞の身元、腸の障壁を飛び越えるメカニズムは、相変わらずはっきりとは確認されていない。

IV　プリオンの修飾型

いま述べたプリオンの構造的に修飾されたコンフォメーションは、病原型を表わすものと考えられる。同じ配列に対応する二つの異型の存在は、トランスコンフォメーション、すなわち一つの形から他の形への移行という可能性を示唆する。現在まで、形の変化の詳細なメカニズムを研究できるようにするために試験管内で「変換」系を実現することは、設定が難しかった。しかしながら、B・コーウィーのチームは、形の変化を蛋白質分解酵素への耐性[1]の出現によって測定すれば、これが実現可能であることを示した。この変換と、ある特定の種についてのその特異的性格は、正常蛋白質から生産された病原性蛋白質を用いて、試験管内で再現された。酵母や菌類など、単純な生物を用いると、生体内でこのコンフォメーション変化が起こる詳細なメカニズムをよりよく理解することが可能である。

（1）参考文献【一八】による。

細胞内でプリオン蛋白質の異常型がどのように局在するかに関するデータは、部分的には、実験的に感染させた動物に由来する組織培養で行なわれた研究によって得られた。正常型とは反対に、変化した蛋白質は細胞の内部に蓄積する。そこで、変化した蛋白質は、部分的にリソソーム（「使い古された」自分の蛋白質または異質の蛋白質を消化するために細胞に必要な武器庫の一部をなす構造）で構成される細胞質液胞のなかにおもに局在する。これらの構造のなかでプリオンの異常型が蓄積することこそが、それらの構造の膜を変化させることによって、その他の細胞性蛋白質の破壊に関与する酵素の放出と、最後にニューロンの死をもたらすのであろう。この自己消化が、こうして脳のなかに本当の穴をつくりだすことができ、これが感染した脳が海綿状にみえる原因であろう。死際に、これらの細胞は自分がもつ修飾されたプリオン蛋白質を放出し、放出されたプリオン蛋白質が今度は近隣の細胞を攻撃するのであろう。細胞外空間に病原性蛋白質が蓄積することが、アルツハイマー病で観察される凝塊に匹敵する真の板構造を形成するのであろう。ただし、この二つの病気の進行中に蓄積される蛋白質の本質は非常に異なる。

注意したいのは、病原型の一分子だけでは病気の引き金をひくのに十分ではないということである。そのためには、最小限の量に達しなければならない。それは一〇万分子と推測される。ところで、こんにち使われているすべてのスクリーニング法は、たしかにきわめて高い感度を示すが、それでもこの閾値よりもはるかに高い値しか検出することができない。にもかかわらず、スイスの研究者たちが、異常に折り畳まれた蛋白質の周期的増幅法を開発してから、希望が生まれた。これは、プリオンの試験管内での周期的増幅を可能にする最初の方法である。スクリーニング検査を使う前に適用することによって、このプロセスは、すべての診断検査が陰性であると証明された感染性組織を検出することを可能にするはずである（感染因子を検出するために現在まで使われている最も感度の高い標準的な方法は、検査された材料を実験用齧歯類に接種し、最初の症状が現われるまで数か月待つことからなる）。

プリオン理論を、人間の伝達性海綿状脳症のさまざまなタイプに適用することが可能である。[1] 伝達型については、感染した人の体内に導入された変化した蛋白質は、宿主の正常プリオン分子を変換し、その後、この変換を保持し増幅するのであろう。家族型については、突然変異した蛋白質は自発的に耐性蛋白質（PrPres）に変換するのであろう。こうして、突然変異した遺伝子の産物は一挙に異常な物理化学的特性と感染性の特性をもつのであろう。ただし、この後者については、今後証明されなければならない。最後に、散発型は、低い頻度（一〇〇万分の一例）で起こる体細胞突然変異またはプリオン蛋白質のコンフォメーションが偶然、修飾される結果、生じるのであろう。

（1）このテーマについて概観するには、参考文献【二四】を参照。

V　プリオンのトランスコンフォメーション

ヘリックスになっているコンフォメーションから折り畳まれたシートに富む形へのプリオンの変換は、プリオンの伝播と病原作用の原因となる、運命を決定する出来事と考えられるだろう。この仮説は、二つのタイプの研究結果に基づいている。一つは、プリオンの蛋白質のヘリックスと考えられる領域に対応する合成ペプチド（アミノ酸の短い鎖）が、試験管内で、自発的にひだのあるシート状に折り畳まれることがある、というものである。もう一つは、折り畳まれたシート状のコンフォメーションをとっているときは、これらのペプチドは同じ構造を近隣のヘリックスになっているペプチドに強制することがある、というものである。こうして、生まれつきのプリオン蛋白質が病原性プリオン蛋白質と混合されると、生まれつきの蛋白質はきわめてすばやく折り畳まれた感染性の形を獲得する。構造的には、このプロセスはまだ謎のままである。現在、感染因子が生産される方式、その長い発生のメカニズム、そして伝達される突然の能力という三重の本質的な問題が、まったく手つかずのままである。この衝撃的な侵入のプロセスの引き金をひく原因は何か。同じ種のなかだけでなく非常に異なる種のあいだでもこのプロセスに恐ろしい汚染力を与える、感染因子の不思議な歩みは何か。これらの疑問はきわめて広い研究の場を開いたので、科学者たちはこの病気の本質的基盤を追跡するだけでなく、治療の戦略を開発することも試みている。

すでにみたように、多くの論拠が示すところでは、感染した生物の体内でのプリオンの「複製」[1]は、病原性蛋白質が宿主の正常蛋白質と特異的に相互作用し、ついでその転換を触媒するときに起こる。正常蛋白質は感染の伝播に絶対に必要なので、最も本当らしい仮説は、感染性蛋白質が自己触媒的、非可逆的に正常蛋白質の形の変化を誘発するという、蛋白質どうしの相互作用を介在させる。無害な蛋白質はこうして正しく折り畳まれるが、感染型は蛋白質の異常な折り畳みに対応し、これが感染型を蛋白質分解酵素による通常の分解に対して非感受性にし、そこから蛋白質の凝塊が形成されるのであろう。

(1) プリオン病を記述するのに相変わらずウイルス学の用語が使われているので、ことばの濫用といえるだろう。

思い出してみると、病原性のプリオン蛋白質は、正常蛋白質が三次元構造を変えたときに出現する。この空間構造(またはコンフォメーション)の変化は、自発的に生まれることがあるが、このようなプロセスが起こる確率は非常に低い。逆に、この確率は、プリオン遺伝子上に点突然変異が起こるとき、有意に上昇する。二つの変形モデルが、内因性蛋白質（ヘリックス形、無毒）から、宿主を裏切って致死的なものとして現われる病原型（折り畳まれた）への変形について提案された。これらの二つの仮説は、ある情報がただ一つの蛋白質によって運ばれうることを暗に示唆している。第一のモデルによれば、正常型と病原型は生体内で平衡状態で存在する。それぞれの濃度は、熱力学的平衡の法則によって支配される。健康な人では、平衡は正常蛋白質の形成に有利である。体内に感染型が導入されると、病原体の存在だけでこの平衡を覆し、むしろ感染性蛋白質の形成を触媒するようになる。プリオンの感染型が存在するだけで、無害な分子を変換するのに十分で、無害な分子はすべて蛋白質分解酵素の作用に耐性（ゆえに病原性）になるのであろう。このモデルはすべての点で、正常型をもとに感染性蛋白質の蓄積を導く自己誘発された連鎖反応のモデルに似ている。この仮説によると、アミロイドフィブリル（ひだのあるシートに富む蛋白質が積み重なった結果できる構造）の形成に似た核形成のメカニズムに従って、ポリマーが形成される。正常蛋白質は、不安定なコンフォメーションをもち、このポリマーに付加して、変換後に安定化される。

もう一つのモデルによれば、正常プリオン蛋白質は感染性蛋白質と集合してハイブリッドを形成し、これが、正常蛋白質のコンフォメーションが修飾されるやいなや乖離する。感染性蛋白質の異常なコンフォメーションは、接触するだけで、修飾されていないすべての蛋白質に伝達される。新しいサイクルごとに、感染性分子の量は増加し、ある閾値に達すると、そこでアミロイドフィブリルとよばれる長い鎖に固まる。この変形はニューロン内で起こり、ニューロンの崩壊を引き起こす。修飾されたプリオンが放出されると、隣接するニューロンを汚染し、こうして病原プロセスを伝播する。

現在、これらのモデルを試験管内で再現することに成功した者はなく、自然にこの二つのモデルの一つを採用することができるような病原性プリオン分子を、遺伝子工学でどのようにして作ることができるのか、わかっていない。プリオン病を発病している患者の中枢神経系のレベルで行なわれている測定が明らかにするところでは、プリオンの増殖の速度は指数関数的なもので、顕著な感染率をもたらす（脳内の組織一グラム当たり感染力のある粒子一〇六個～一〇一二個）。残念ながら、この反応速度論で二つのモデルの決着をつけることはできない。だから議論はまだ決着がついていない。

思い出してみると、プルシナーによって提唱され擁護された仮説はウイルス仮説だけでなく、DNAとRNAを唯一の遺伝情報の担い手だとする分子生物学のセントラルドグマ〔用語集参照〕にもぶつかる。この仮説が提案するのは、感染因子がプリオン蛋白質を不溶性病原性の異形へと変えるコンフォメーション変化の結果生ずるだろうということである。二つのコンフォメーションは、異なる物理化学的特性に対応する。非感染性の内因性プリオン蛋白質は、ニューロンの表面に位置し、人間のもつ蛋白質分解酵素によって完全に分解されうる。反対に、病原性蛋白質は細胞の内部に蓄積し、そこで固まり、蛋白質分解酵素に耐性を示すことができるのであろう。このモデルによれば、情報は核酸なしに伝達されるだろう。

Ⅵ　蛋白質の体操

どのようにして、単なる一つのポリペプチド鎖が別のポリペプチド鎖のコンフォメーションを修飾することができるのだろうか。蛋白質の折り畳みについての知識は、答えの最初の要素をもたらす。実際、大部分の蛋白質は、みずからの生まれつきの三次元構造を細胞内で、シャペロン蛋白質[1]とよばれる他の蛋白質の助けをかりて獲得する。プリオン蛋白質の変換のメカニズムを説明するために提案された最初のモデル（いわゆる折り畳みモデル）が示唆するところでは、生まれつきの蛋白質は細胞内で、少なくとも部分的には折り畳みが開かれ、その後、すでに存在する変化した蛋白質の補助によって、病原性となるような特殊な形をとるために折り畳まれることができる。この図式によると、変化した蛋白質は、非病理的な内因性の形を変換するためのプライマー[2]、増幅器、「鋳型」の役割を一度に果たす。このメカニズムは自己触媒的といわれる。なぜなら、変化した蛋白質がみずからの形成をさかのぼって活性化するからである。このメカニズムは当然、プリオン蛋白質を自己シャペロンであると定義させる。

(1) 分子シャペロン。蛋白質の折り畳みに関与し、その高次構造の形成を補助する蛋白質の総称〔訳註〕。
(2) 核酸の合成反応にあたり、ポリヌクレオチド鎖がのびていく出発点として働くポリヌクレオチド鎖〔訳註〕。

第二のモデルは、生まれつきの形が、中心の密度が高い核を構成するために集合するのではないかと提案する。これが核形成である。[1]この核は、こうして凝集した蛋白質に新しい形を強制する。物理学では、このメカニズムは「結晶化」と名づけられたプロセスを思い出させる。結晶は、相互作用する複数の単位から構成される一つの核から形成され、その核のうえにまだ溶液になっている蛋白質が固定され、結晶を成長させる。このタイプの反応は、全体的に自己触媒的なプロセスにもつながり、アルツハイマー病で発見されるアミロイドフィブリルの形成に似ていると思われる。この構造の修飾は、ゆえに、はじめの結晶の役割を果たすと思われる変化した蛋白質によって開始される、連鎖重合のプロセスから生ずるのかもしれない。この核形成の現象は、最初の核の周りにしだいに凝集する単体のコンフォメーションが、この現象の開始部位を構成する一つ以上の分子のコンフォメーションに依存することを暗に示す。

（1）形の変換のモデルについては、参考文献【三三】を参照。

Ⅶ　種の壁の分子的基盤

生まれつきのプリオン蛋白質は、病気の進行に必要な、あるいは十分な要素であり、このことは、トランスジェニック・マウスに実施された、汚染に対する耐性の実験が明らかにするとおりである。もし、最初に汚染力のあるプリオン蛋白質が受け取る側のプリオン蛋白質と同じ種類でないと、修飾され、ついで変換を維持し増幅するのは宿主の蛋白質である。汚染する側の耐性蛋白質（PrPres）と宿主の細胞性プリオン蛋白質（PrP^{c}）のヘテロダイマー[1]を形成する反応は、ある程度の一致を必要とする。感染力のある蛋白質のたった一つのアミノ酸が修飾されるだけで、伝達しないようにするのに十分である。種の壁は、ゆえに、これらの分子的データに基づいて説明されうる。これらの要素は、感染性株と宿主によってさまざまな長さの潜伏期があることもよりよく理解させてくれる。

（1）二つの異なる分子（ここでは蛋白質）の結合（二量体）。

多くの生物学者は、核酸を含む病原体だけが異なる性格の株を形成すると考えていた。もしプリオンの複数の株が存在するなら、プルシナーの仮説は正しくない、と彼らは考えていた。そして、それゆえに、海綿状脳症と他の同種の病気の原因となるのはウイルスでしかありえないと考えていた。構造の生物学のある定論が言いたかったのは、一つの蛋白質は最も安定した熱力学的状態に対応する一つの構造しかとらない、ということである。しかし、プリオンのモデルもまた、株の多様性という概念に応える要素をもたらす。なぜプリオンは多様なコンフォメーションをとることができないのだろうか。一つの方向に折り畳まれて、あるプリオンは正常プリオン蛋白質を病原性蛋白質へ効果的に変換するので、短い潜伏期ののち、プリオン蛋白質は効果が薄くなるのだろう。同様に、ある特別な形は、脳のある領域のニューロンを特権的な標的とするが、他の形は脳の他の領域へと向かい、異なる症状を引き起こすのであろう。病変プロフィールの概念は、したがって、このような形の変化の動力学だけに依存するかもしれない。多数の株という命題もまた、蛋白質の構造的変換という場で可能な解釈をみつけるだろう。このモデルの最大の弱点は、最近まで、異なる株の存在と変異性を説明するのが難しいことだったが、この弱点は、現在では、新しい研究成果のおかげで消えている。株の多様性と数が暗に示すのは、感染性蛋白質はさまざまなコンフォメーションで存在し、他の種のプリオン蛋白質にそのまま移行し、プリオン病の特徴的な徴候（震え、痴呆、運動失調など）の一つを発現することになる、ということである。プリオンのモデルが暗に示すのは、一つの蛋白質が、ある個体から他の個体へ伝達可能な安定な複数のコンフォメーションをとることができるということで、これは、蛋白質の構造の生物学という分野におけるわれわれの知識の革命である。このモデルは、同時に、生物学的情報の伝達媒体として蛋白質のコンフォメーションが重要であることを証明する。実験的詳細に立ち入ることなく多くの研究が示すのは、耐性蛋白質（PrPres）の三次元構造に書き込まれた情報が、変化することなく他のプリオン蛋白質に伝達されうるだろう、ということである。問題は、病原性の蛋白質がいくつの異なるコンフォメーションをとることができるか、それらのコンフォメーションが株の大きな多様性があることを完全に説明するのに十分かどうか、を知ることである。

Ⅷ　プリオンのメカニズムがもたらす新しい結果

プリオン蛋白質のコンフォメーションの変化という仮説が正しいと証明されるなら、このことは、一つの蛋白質が、ある個体から他の個体へ伝達可能な安定な複数のコンフォメーションをもつことができることを暗に示すだろう。この特性は、それゆえ、高分子の構造の生物学に関するわれわれの知識を根本的に変えることになるだろう。それは典型的に情報蓄積型の図式で、蛋白質から蛋白質へ、形に関する情報が移動することを示す。この概念によれば、形は伝染のプロセスとなることができる。なぜなら、形が構造の情報の移動を可能にするからである。この変形様式は、おそらく、特別な反応速度の法則すなわち、遺伝的素質または事故的な汚染が崩すことができるような、二つの形のあいだの平衡状態の存在を仮定させるような法則によって支配されている。散発性の病気の場合、プリオン蛋白質は、誘発性コンフォメーション変化があったときに感染性の性格を獲得するようにみえる。生まれつきのプリオン蛋白質がつねに新しく入れかわることを考慮すると、散発性のプリオン病は、単に、蛋白質の更新に介入する反応速度にかかわるパラメーターが突然変化する（ある閾値を越えた）結果、生じるのかもしれない。動力学的平衡におけるこの突然の変化は、分岐点とよばれる。この仮説によると、生まれつきの形が修飾された形へと自発的に遷移するのは、まれなできごとではなく、健康な個体は、内因的または外因的に閾値下で蓄積された病原性の異型を自発的に排除する能力がある。この概念の含みは、病気のスクリーニングに関連してきわめて重要である。実際、このモデルによれば、プリオン蛋白質の病原型（PrPres）の検出は、必ずしも病気の徴候があること、検出が行なわれる材料に感染性の徴候があることにはよらない。そのためには、感染因子の量は、病原性の状態へ分岐する閾値より下でも十分である[1]。この擬似平衡モデル（不安定平衡ともよばれる）は、同じ蛋白質の正常型と変化した型の濃度を支配すると思われるが、確率論的性質の変換モデル[2]に対立する。不安定平衡の仮説によると、生まれつきの蛋白質の更新率は、系の動力学を支配するので、最も重要なパラメーターの一つである。プリオンの動力学的平衡の仮説は、プリオン病の治療または予防のための新しい治療学的展望を開く。注意しておくと、すべてがこれからなされるべき治療行為の分野では、進歩は、感染因子の本質と、正常なコンフォメーションと病理学的コンフォメーションのあいだの遷移のメカニズムについての正確な知識からもたらされるだろう。確率論的モデルとは逆に、擬似平衡仮説は、「プリオン」感染の特徴がウイルス感染の特徴とまったく比較しうるものがないと提案する。病原性の異型がゆっくり蓄積することは、もはや散発性の病気が出現する原因ではなく、むしろその結果であろう。第一の原因は、正常プリオン蛋白質の動力学を支配する反応速度にかかわるパラメーターの一つが変化することかもしれない（つまり、合成ないし分解の速度）。

（1）参考文献【二三】による。
（2）球を取り出す試行によって示される統計学の古典的問題。

このプリオンの理論は、科学コミュニティーのなかでだんだん評判になりつつある。それはとくに、伝達性海綿状脳症の病原性のメカニズムについて行なわれた最近の試験管内での研究と、プリオンに似た要素が酵母で記述されたことによる。しかしながら、ウイルス仮説の支持者たちは、動物で連続的接種によって海綿状脳症を感染させると、固有の潜伏期の長さと特殊な病変プロフィールに特徴づけられるさまざまな株が存在することが明らかだと注意を喚起する。さまざまな株が存在することは、プリオン蛋白質のアミノ酸配列は同じままなので、感染因子が蛋白質だけだということを疑わせるのだろうか。プリオンとともに核酸が存在すれば、これらの結果を容易に説明することだろう。それでも、分離された感染粒子中にＤＮＡまたはＲＮＡが存在することは、一度も説得力をもって証明されたことがない。

事実、すでに示されたように、株という概念は、「蛋白質だけ」仮説の概念枠内で十分満足のゆく説明をすることもできる。さまざまな株は、プリオン蛋白質を暗号化する遺伝子の多型に依存するのかもしれない。そのうえ、一つの同じプリオン分子について空間内でさまざまなコンフォメーションが存在することは、株の多様性を説明するのに十分であろう。X因子とよばれる細胞内因子は、PrPcのC末端のレベルで、PrPc/PrPresヘテロダイマーと相互作用するのであろう。感染因子とともに精製されるこの分子は、こうして蛋白質のコンフォメーションの多様性に加担することができるのだろう。最後に、プリオン分子の翻訳後修飾[1]があると証明されたことは、「蛋白質だけ」仮説内でのプリオンのさまざまな株という概念を正当化する。

（1）蛋白質が生合成後に成熟蛋白質になる過程で受ける種々の修飾〔訳註〕。

プルシナーのグループによって行なわれた仕事は、蛋白質の構造についての新しい研究を巻き起こした。このようなプリオンの概念の誕生と並行して、ゲノムに依存するもの以外の遺伝現象（非メンデル遺伝[1]のこと）が、細菌、糸状菌、他の単細胞生物で発見された。たとえば、酵母では、非染色体遺伝（細胞質遺伝ともよばれる）がプリオンの概念に照らして解釈し直された。決定因子URE3の表現型は、メンデルの法則に合わないメカニズムの例をよく示している。このメカニズムは、蛋白質URE2pの機能が、その遺伝子の配列の修飾なしに失われることに対応する。蛋白質は機能性と非機能性という二つの形で存在し、一つの状態から他の状態への移行は、高等真核生物のプリオン病に関与するメカニズムを支配するのと同じ様式によって行なわれるのだろう。(2)

(1) グレゴール・メンデル司祭は、植物において遺伝の概念を集団遺伝学的アプローチで研究した最初の学者である。メンデルの理論は、一つ一つの遺伝形質について、植物は父の性格または母の性格を表わす二種類の卵細胞と二種類の花粉を生み出すことができるという事実に基づいていた。メンデルによれば、それぞれの性格は、一つは母（雌性配偶子）に由来し、もう一つは父（雄性配偶子）に由来する二つの遺伝要素（三つ以上ではない）によって受精卵のなかに表されていた。こんにちでは、遺伝粒子は遺伝子とよばれ、メンデルによって主張された法則は、伝わる特徴の分離の様式を定義するのに用いられている。

(2) 参考文献【二〇】による。

第六章　プリオン病は私たちに何を教えたか

貴重なものはなにも伝染しない。

ジャック・シャルドンヌ『クレール』第三章

プリオン病の新興は、私たちの社会にとって、経済的、政治的、科学的、倫理的に重要な結果をもたらした。動物のすべての飼育段階におけるすべての肉骨粉の使用停止を宣言し、飼育されている三十か月齢以上の何百万頭というウシをスクリーニングするか、または屠殺することに決め、ヨーロッパの大臣たちは二〇〇〇年十二月、きびしく断罪することを決定した。例外的な危機には例外的な療法を、である。人によっては、そこに予防原則の適用以上のものを見た。つまり、ゲームを鎮静化し、そのような決定の科学的、経済的理由についてごまかすのではなく、安心させるための対策である。この無茶な危機を食い止めるために、法外な決定（莫大なコストがかかり、適用することが困難である）か、賢明かつ必要な単純な対策か、どちらが必要なのか。この問題は未解決のままで、今後何年かの経験だけがどうなっているのかを言ってくれるだろう。しかしこのモラトリアムは、少なくとも暫定的には、ものごとを平に置き直すという利点があった。これはたぶん、この長年の躊躇から出てくる本当の深い問題を提起する時間を与える。すなわち、科学と、政治的決定と、経済の立役者たちと、世論とのあいだに、どうやって信頼ある対話を作り直すか、という問題である。

I　科学と社会の新しい関係

科学はプリオン病を導く糸を解きほぐし始めているが、科学はまた、私たちの時代がすすんで科学に与えてきたあらゆる権力の座から降りてくるはずでもある。ヨーロッパをむしばむこの危機は、一方で、より広い議論に属するある種の問題を明るみに出した。すなわち、科学的鑑定と政治的決定、予防原則の集団的習得と危機管理のあいだの曖昧な関係である。社会の選択における市民のコミュニケーションと民主的方法の変革は、次第に、科学とテクノロジーの同盟関係の影響下に置かれるようになる。

昔も今も、人類は、感染症とともに道を歩むことを受け入れなければならない。感染症は、現われては消え、また現われる。この確実な事実は、数多くの危機の原因となっており、それを私たちの現代社会は乗り越えなければならないが、現代社会はしばしば、責任者として科学者たちをあげ、ある種の感染症の新興について罪があると判決を下す。たとえば、医学的に補助された生殖技術の発達、遺伝子工学、そしてより最近ではクローン動物の生産から生まれた生命倫理的な大きな関心は、科学的脅威から身を守るために、よりよく知らされていることを要求する社会の不安を証言している。それでも、世論はしばしば基礎研究を、目的性がほとんどの場合奥義秘伝のように見えるちょっと抽象的な練習だと考える。研究についてのこのヴィジョンは、研究が知識の利害をこえた道具であることの正統性を問題にしようとする功利主義者の強い攻撃の原因となっている。逆に、何か危険が人びとを脅かすやいなや――エイズ、アスベスト、あるいは「狂牛病」――、この同じ世論というものは、最先端の科学あるいは技術の偉大な進歩に救いをもとめ、そこから、私たちを襲うこの大きな生物学的あるいは化学的脅威に反応して、メディア＝政治的場面の前景に、最近の発見が絶えまなく投射されるのである。

人道主義的危機に合わせて、あるときは幸運や希望と見なされ、あるときは悪意があるとか危険だと糾弾される科学研究は、それゆえに、社会的または政治的期待を前に、希望あるいは拒絶を担うメッセージを与えることになる。科学と社会の新しい同盟関係は、だれが見てもまさに必要なのだが、にもかかわらず、科学者と政治家という、共に動くよう運命づけられた二者の多大な努力によってしか実現されえないだろう。第一に科学者は、技術の専門化によって必要となった、いやむしろ不可欠となった教育にみずからを利用できることを、専門家委員会に参加して政治的決定の真相を明らかにし、社会の要求に対してより大きな受容性を示すことによって、証明することである。第二に、短期的な利益だけを考えるのをやめることである。短期的な利益だけを考えることは、そのときすぐには利益がないようにみえるが、長期的には決定的であることが明らかになるような、ある種の研究の方向を見捨てることにつながる。この二重の要求にこそ、今後私たちの社会が、最も多くの場合、人間活動によって引き起こされる危機を、多かれ少なかれ容易に乗り越えられるかどうかがかかっている。

II　プリオン病の経済的インパクト

第二次世界大戦の終結とともに始まった「緑の金」への殺到から三〇年後、農業の過剰な工業化の被害は明白である。いまは、過剰生産のイデオロギーに関する告白をするときである。ヨーロッパでは、農業の過剰生産の問題は、一九八四年以後、認識され、乳の割り当て制の運用によって調整されてきた。これが、農業政策の新しい方向の始まりだった。あるいは、みずからの生産物に文化的、想像的付加価値を導入することができる農業と、制限された数量のロジックに従わなければならない農業とのあいだの断絶の始まりだった。収入のための動物に肉骨粉を使用することは、この二重の要求に応える一つのやり方であろうが、その結果は思いがけないほど重く、私たちはこんにち、BSEのヨーロッパでの危機を通じてそれを知っている。この病理の新興の条件をよく評価するためには、このウシの病気が恵まれた経済的環境で現われたことを指摘しなければならない。現代の農業開発は、動物流行病が発生することを可能にするだけでなく、動物流行病の新興をも助長する。遺伝的に一様な何百万頭という動物が、衛生状態と与えられる飼料が最良であるような飼育施設につめ込まれる。こんにち、この形の動物生産は、世界で生産される肉の半量近くを占めるが、一九九〇年には三分の一だった。工業的家畜飼育は、北アメリカとヨーロッパに集中しているが、肉および動物由来の製品の需要が急上昇しているブラジル、フィリピン、中国、インド、その他の国々では[1]、この飼育形態が都市の中心付近に現われた。逆説は、利益の概念に結びついた技術の進歩に基づいたこの食物生産のモデルが、長期的にはどんな経済的論理にも従わないことである。BSEは、それだけで、すでにイギリスで一〇億ユーロ以上のコストを生んだ。欧州共同体がこのウシの病気の拡大のリスクと闘うために必要な対策を適用できるために、一五か国の農業大臣たちは対策を取ったが、これらも異例のコストとして現われている。三〇億ユーロ以上が、ウシの屠殺計画の資金として、牛肉の相場のすさまじい暴落を食い止めるために必要であろう。口蹄疫の請求書も、同じように重いものであることがわかった。世論にとって、これらの生態学的、財政的災害は、不信感、あるいはもっと悪く、パニックを生み出すだけである。

（1）これらの場所は、まさに微生物にとっての培地と考えられる。たとえば、マレーシアで屠殺場の従業員を襲った脳炎のエピデミックは、一九九八年から一九九九年のあいだに一一〇万頭のブタを除去することにつながった。

Ⅲ　ウシをめぐる脅迫観念

ＢＳＥの危機は、ヨーロッパ統合の最も価値あるものの一つ、すなわち共同農業政策（ＰＡＣ）をぐらつかせつづけている。この危機は、多大な財政的困難を越えてうまくいっているＰＡＣを再び問題にすることになる。欧州連合のなかで、生産第一主義によって特徴づけられる農業の「独自の思考」を具体化するＰＡＣの破棄に賛成する批判がだんだん数多くなる。ある人びとはすでに、農業生産の一つの経路全体におよぶ危機の原因となるだけでなく、環境に引き起こされた被害の原因となる、破滅的な費用がかかり危険な政策を根本的に変えることを主張する。農業のヨーロッパは、馬鹿げた収穫量競争から目を覚ましつつあるのだろうか。「狂牛」の危機は、その劇的ではあるが有用な徴候にほかならないのではないか。ドイツでもイタリアでも、最近、エコロジストの農業大臣が指名されたこと、ＮＧＯのグローバル化反対の闘い、消費者の真のロビー活動が興ったことは、ヨーロッパの農業が深い変化をし始めていることを証言するようにみえる。明らかに、代替する生産方法があり、それらは、農業開発を生命のシステムとみなし、もはや工場の組み立てラインとはみなさない。四〇年以上のあいだ、そしてアプリオリに正当な理由で、ヨーロッパは集約農業を奨励してきた。第二次世界大戦の翌日には、農業の生産性を高め、ヨーロッパの供給の安全性を保証すること、そして農村地帯の住民の公平な生活水準を保証することが、戦略的に重要なことだった。結果はあらゆる期待を越えた。二〇年経たないうちに、ヨーロッパ共同体は、農産物輸入に対する依存情況から輸出力のある情況へと移行した。しかし、ヨーロッパ共同体は本当の意味でのチェックなしに発達した。あるいはむしろ、政治的な意思と責任が市場の法則と最低価格競争に、とくに保健衛生上の制限を課すことなく、発達した。このような機能不全とリスクの増大は、何年かのあいだに、ある政治・科学的コンセンサスを身につけた。それは、公準は市場であり、農業の世界は消費者には興味がなく価格に興味がある、というものである。しかしながら、ヨーロッパを農業の欠乏情況から自己充足へ向かって抜け出させることを可能にしたこの著しい経済的達成は、その運転において異常なものである。なぜなら、生産の過剰が補助金によって奨励されたからである。思い出してみると、この生産第一主義的思考のもとになったのはフランスである。PACが生まれ、そしてヨーロッパ共同体がそのような腐植土から作り出されたのは、フランスの決定のおかげでさえある。しかし、この生産第一主義という「独自の思考」は、逆効果を生んだ。つまり、PACは、先にみたように、その後、一種の「フォラムール博士[1]」のようになった。フォラムール博士の怪物的創造物の一つはBSEという動物間流行病であろう。すぐに、ヨーロッパは大きな挑戦に直面する。それは、非常に高くつくであろうこのウシの病気の損害を修復することである。農業危機から教訓を引き出し、そしてとくに、ヨーロッパの環境と消費者優先の新たな意識から来るような、新しい農業政策を予想することは可能だろうか。予防原則は、消費者優先のイデオロギーに席をあけるために、農業の生産第一主義の「緑の石油」を追放しつつあるのだろうか。消費者の新しい要求を考慮するような農業政策の新しい方向づけはつねに可能だが、忘れてならないのは、ヨーロッパの農業は何十年もの生産第一主義の産物であり、それが農村地帯への大きな投資を生んだことである。生産システム全体をそれほど激しく問題視することは、まずまちがいなく、ヨーロッパの農業の全体を危険に陥れることだろう。

（1）スタンリー・キューブリック監督の映画（一九六四年）『博士の異常な愛情』のフランス語訳から。研究の産物は、ときにその造り主に反撃するという例〔訳註〕。

結論

人間の行動の規模は、それを生み出すインスピレーションによって測られる。

ルイ・パストゥール

プリオン病は、こんにち、公衆衛生に関する大きな関心の対象となっている。感染因子の伝播様式についてまだ不確かさが残っているので、近い将来に治療が実現するとは考えられない。したがって予防が、それに関して、エピデミックのリスクに対して効果的に闘うための最良の武器である。スクリーニング検査の感度の向上は、伝染のリスクを最小にするための効果的で合理的な対策が最も透明なやり方で設定されるように、現実のリスクをよりよく評価することを可能にするはずである。このために、取りあげられる戦略は、「認識された」リスクと「現実の」リスクという異なる概念について一般の人びとから得られる、より広い情報を通して、選択されなければならない。本当に民主的な装置は、一九九八年六月に国会の科学的・技術的選択評価局によって組織された遺伝子組み替え生物についての市民会議と似たような方法で、構築されうるかもしれない。科学者と世論のあいだに情報の断絶ができた場合、私たちを脅かすのは、原理主義の形へのイデオロギー的回帰である。危険は、科学の進歩とその技術的応用に反対するような教条主義が忽然と現われるのを再び見ることである。政治の責任者と科学の責任者たちは、プリオンによる伝達性海綿状脳症の不幸な物語から引き出されたいくつかの教訓を、少なくとも記憶しておくだろうと思う。なぜなら、世界の人口の高齢化に伴って、人間の神経変性性の病気の治療は、二十一世紀の医学の関心事のなかで優勢な位置を占めるだろうからである。

訳者あとがき

本書は、Pierre-Marie Lledo, *Les maladies à prions*（Coll. « Que sais-je? » n°3631, P.U.F., Paris, 2002）の全訳である。著者のピエール＝マリ・ジェド博士は神経科学者で、現在、フランス、パリのパストゥール研究所で神経科学部門「知覚と嗅覚記憶」研究ユニットのリーダーをつとめている。

ジェド博士は、本書『プリオン病』以前に、すでに『狂牛病の歴史』（Pierre-Marie Lledo, *Histoire de la vache folle*, P. U. F., 2001、未邦訳）という著書を出版している。私は、博士がなぜこのような本を二冊も書いたのか興味があったので、その理由を直接たずねてみた。

その答えは、以前、スタンリー・プルシナー博士の研究室でプリオンの研究をしていたことがあり、現在は、ダニエル・カールトン・ガイジュセク博士がパストゥール研究所の同僚で、毎日のようにプリオン病にまつわる話をきいているから、ということだった。いうまでもなく、この二人はプリオン病の研究において決定的な役割を果たした人びとである。プルシナー博士は、プリオン病の病原因子に関してプリオン蛋白質仮説を提唱した神経科学者（一九九七年ノーベル医学生理学賞受賞）、ガイジュセク博士は、かつてニューギニアで流行したクールーとよばれる神経学的な病気の原因に関して、遅発性ウイルス感染症説を唱えた微生物学者（一九七六年ノーベル医学生理学賞受賞）である。この「遅発性ウイルス」の正体は、のちにプリオンといわれるものである。

そして、フランスでの背景として、イギリスで狂牛病（BSE）が人間に感染したのではないかと疑われる病気、すなわち新変異型クロイツフェルト・ヤコブ病（nv-CJD）の症例が知られるにいたって、かなりのパニック状態が生じていたという事実がある。そこで、ジェド博士は、最初の著書『狂牛病の歴史』では、フランスで「狂牛病事件」あるいは「狂牛病パニック」が起きた社会的背景に焦点をあて、本書『プリオン病』では、BSEなどの病原因子といわれるプリオンの謎についての生化学的興味を中心に書いたという。

さて、本書のテーマである「プリオン病」が広く注目を集めるようになったきっかけは、いうまでもなく、一九八五年以来、イギリスで狂牛病すなわちBSEが大量に発生し、その後、ヨーロッパの他の国々にも流行が広がり、さらにいま述べたように、人間に新変異型クロイツフェルト・ヤコブ病（nv-

CJD）が発生したことである。

この事件は、あらゆる意味で、人間あるいは地球がおそらくこれまでに経験したことのないタイプのものであるゆえに、人びとに大きな衝撃をあたえ、人びとの注目を集めるわけだが、そこに含まれる問題は、単に新しい感染症の恐怖というだけではない。人間のあり方そのものに多くの疑問を投げかけるものでもあるのだ。別の言い方をすれば、BSEという、自然条件では存在しえない病気を人間が作り出したとすれば、人間とはいったいなんなのか、みずからが作り出した病気に直面して人間はどうするのか、ということである。これは、究極の環境問題ともいえる。

著者のジェド博士は、科学者の立場から、これらの問題の一端を照らそうとしている。本書では、プリオンという、特異な病原因子の性質を中心に議論を展開しているが、単にプリオンの生化学的性質の記述にとどまらず、他のタイプの感染症との比較、BSEやnv-CJDと他のプリオン病とのちがいと共通点、種の壁の問題、さらにはBSEがもたらした経済的インパクト、リスク認識、科学と社会のあり方の問題にまで言及していて、「プリオン病」をめぐる諸問題を多面的に概観するのに格好の書となっている。

とくに、ジェド博士によれば、科学と社会のあり方に関して、「狂牛病事件」から貴重な教訓が得られたという。それは、科学者と世論とのあいだのコミュニケーション鎖に断絶があると、問題に対処するために政治責任者によって行なわれる決定が的はずれのものになり、これが人びとのちぐはぐな行動につながり、そこにパニックが起きる、ということである。

訳者としては、読者が本書から、これらのさまざまな問題を少しでも読み取ってくれれば幸いである。

ここで、訳語に関する留意点を述べておく。

①本文中、「伝達」あるいは「伝達性」「伝達可能」などの語が頻出するが、これらは原語transmission、transmissibleの訳である。医学分野では、transmissionの語には通常、伝播、伝染、感染などの日本語があてられるが、プリオン病に関する場合、「伝達」の語が使われる。「感染」(infection)は生物体が宿主に入って自己増殖することをいうが、プリオンの場合は自己増殖ではなく、そこに存在するものを変化させて自分と同じものにするので、従来の感染の概念にはあてはまらず、したがって別のことばを使ったほうがよい、と考えられるからである。

②BSEやWHOなどの略号の表記については、原文ではフランス語の略号が使われているが、訳文では、日本で英語の略号が使われている場合、それを採用して表記した。例——牛海綿状脳症:ESB(フ

ランス語）→ＢＳＥ（英語）、世界保健機関：ＯＭＳ（フランス語）→ＷＨＯ（英語）、デオキシリボ核酸：ＡＤＮ（フランス語）→ＤＮＡ（英語）。

なお、本文中にはたくさんの医学用語、生物学用語が使われているので、必要に応じて医学辞典や生物学辞典などを参照することをお勧めする。

本書の翻訳にあたっては、フランス語のさまざまな専門用語の知識やプリオン病に関する医学的知識を必要とするため、何人かの方々に助けていただいた。訳者の雑多な質問にていねいに答えてくださった原著者のピエール＝マリ・ジェド氏、医学、疫学用語などについて助言をしてくださった長崎大学熱帯医学研究所の門司和彦氏、岩崎琢也氏にあらためて謝意を表する。ただし訳文の誤りはすべて訳者の責任である。最後に、本書の翻訳の機会をあたえてくださった白水社編集部の和久田頼男、編集を担当してくださった中川すみの両氏にお礼を申し上げて、訳者のことばとしたい。

二〇〇五年一月

訳者

AFSSA（Agence français de sécurité sanitaire des aliments）：フランス食品衛生安全局。

BSE（bovine spongiform encephalopathy）：牛海綿状脳症は、「狂牛病」の名でよりよく知られている。これは、ウシの神経変性性の不治の病気である。一五年前に発見されて、BSEはまず、一九八六年からイギリスで飼育されているウシに猛威をふるった。

DNA：デオキシリボ核酸。

INSERM（Institut national de la santé et de la recherche médicale）：フランス国立衛生医学研究所。

RNA：リボ核酸。

WHO（World Health Organization）：世界保健機関。

医原性：医療行為、または外科行為による伝播、または伝達に関係する。

散発性：散発性の病気は、少数の個体を個別に襲い、エンデミック（風土病）やエピデミック（流行病）と異なる。

種の壁：一つの種から他の種への病気の伝播、または伝達を妨げる分子的装置。

垂直伝播または伝達：遺伝的伝播または伝達、あるいは母から子への伝播または伝達の場合、伝播または伝達は垂直といわれる。

水平伝播または伝達：感染因子が個体から個体へ、空気伝染、食物伝染などによって伝播または伝達されるとき、伝播または伝達は水平といわれる。

セントラルドグマ：核酸や蛋白質の生合成過程で、遺伝情報の流れは一方向的であり、いったん情報が暗号化され蛋白質に転換すると、その遺伝情報は再度核酸の塩基配列を構築することはないという生物則。核酸上の塩基配列として決定されている遺伝情報は、核酸から核酸へ、あるいは核酸から蛋白質へと伝達されるが、いったん遺伝情報が蛋白質に写されてしまうと、その情報が蛋白質から核酸へ、あるいは蛋白質から蛋白質へ伝達されることはないと主張する。これをF・H・C・クリック（一九五八年）は遺伝情報の「DNA→RNA→蛋白質」という流れについてセントラルドグマと表現した。

ヌクレアーゼ：核酸を分解することのできる特異的な酵素群。二つの種類が区別される。一つはデオキシリボヌクレアーゼで、DNAを特異的に加水分解する。もう一つはリボヌクレアーゼで、RNA

を特異的に加水分解する。

プリオン：「感染性蛋白質」を意味する英語の表現の縮約である「プリオン」の語で示される病原性蛋白質。伝達性海綿状脳症の原因となる因子は、病原体の新しい形を示す。すなわち、細菌ではなく、現在まで、それを記述するためのどんなウイルスも証明されえなかった。逆に、この病気を伝達することのできる組織の感染性は、病原性蛋白質の存在とつねに結びつけられる。思い出してみると、こんにちまで企てられた多くの研究は、ウシの筋肉中（すなわち肉）にプリオンを証明していないし、BSEを病気のウシ（症状を示している個体）の筋肉を使って実験動物に伝達する試みは、一つもうまくいっていない。

プロテアーゼ：ペプチド結合の一部を加水分解することによって蛋白質を分解する酵素。

ヘテロダイマー：異なる性質をもつ二つの分子の結合。

有病率：ある特定の母集団内での年間症例数で、新しい症例と古い症例を区別しない。

2001, 282p.（マクシム・シュワルツ『なぜ牛は狂ったのか』（山内一也監修，南條郁子／山田浩之訳），紀伊國屋書店，2002年）.
33: T. C. Serio et al., Nucleated conformational conversion and the replication of conformational information by a prion determinant, *Science*, 289, 2000, p.1317-1320.
34: C. Transhant et J. M. Warter, Le syndrome de Gerstmann Sträussler Scheinker, *Rev. neurol.*, 154, Paris, 1998, p.152-157.
35: R. G. Will, J. W. Ironside, M. Zeidler, M. Cousins, S. N. Estibeiro, K. Alperovitch *et al.*, A new variant of Creutzfeldt-Jakob disease in the UK, *Lancet*, 347, 1996, p.921-925.
36: E. S. Williams and S. Young, Neuropathology of chronic wasting disease of mule deer（*Odocoilius hemiones*）and elk（*Cervus elaphusnelson*）, *Vet. Pathol.*, 30, 1993, p.36-45.
37: R. Zahn, Prion propagation and molecular chaperons, in *Quarterly Reviews* of Biophysics, vol. 32, 1999, p.309-370.

参考文献の補足
（訳者によるもの）

立石潤『プリオンとプリオン病』，ＰＮＥモノグラフ，共立出版，1998年.
エリック・ローラン『終わりなき狂牛病——フランスからの警鐘』（門脇仁訳），緑風出版，2002年.

16: M. Girard, Les maladies infectieuses émergentes, *Médecine/Sciences*, 162000, p.883-891.

17: J. J. Hauw, F. Lazarni, V. Sazdovitch, D. Selhean, S. Suarez, M.-A. Colle, S. S. Boularand, N. Delasnerie-Lauprêtre et D. Duyckaerts, Les maladies à agents transmissibles non conventionnels(« Prions ») : nosologie et diagnostic, *Rev. neurol.*, 2, Paris, 1998, p.131-137.

18: D. A. Kacisko, J. H. Comes, S. A. Priola, B. Chesebro, G. J. Raymond, P. T. Lansbury and B. Caughey, Cell-free formation of protease-resistant prion protein, *Nature*, 370, 1994, p.471-474.

19: A. Kahn et E. Burseaux, Le lien entre l'encéphalopathie spongiforme bovine et le nouveau variant de la maladie de Creutzfeldt-Jakob, *Médecine/Science*, 13, 1997, p.62-65.

20: J.-L. Laplanche, Agents transmissibles non conventionnels et protéine prion: manque-t-il encore quelque chose?, *Ann. Biol. Clin.*, 55, 1997, p.395-407.

21: C. Lasmézas, J.-P. Deslys, O. Robain et D. Dormont, L'agent secret des maladies à prions, *La Recherche*, juin 1997, p.46-53.

22: C. I. Lasmézas, J.-P. Deslys, O. Robain, A. Jaegly, V. Beringue, J.-M. Peyrin, F.-G. Fournier, J.-J. Hauw, J. Rossier, D. Dormont, Transmission of the BSE agent to mice in the absence of detectable abnormal prion protein, *Science*, 275, 1997, p.402-405.

23: M. Laurent, Les maladies à prions : l'hypothèse de la « protéine seule » et ses conséquences dynamiques, *Médecine/Sciences*, 12, 1996, p.774-785.

24: S. Lehmann, le rôle de la protéine du prion dans les encéphalopathies spongiformes transmissibles humaines, *Médecine/Science*, 12, 1996, p.949-958.

25: C. Lepage et F. Guery, *La politique de précaution*, Paris, PUF, 2001.

26: P.-M. Lledo, *Histoire de la vache folle*, Paris, PUF, 2001.

27: R. F. Marsh, R. A. Bessen, S. Lehmann and G. R. Hartsough, Epidemiological and experimental studies on a new incident of transmissible mink encephalopathy, *J. Gen. Virol.*, 72, 1991, p.589-594.

28: S. Mouillet-Richard et O. Kellerman, Les pistes pour débusquer le rôle de la protéine prion dans les cellules neuronales, *Médecine/Science*, 17, 2001, p.402-405; S. Mouillet-Richard et al., *Science*, 289, p.1925-1928.

29: A. L. Parodi, Encéphalopathie spongiformes subaiguës transmissibles animales : la tremblente du mouton et l'encéphalopathie spongiforme des bovins, Clin. Exp. Path., 47, 1999, p.133-144.

30: S. Prusiner, Les maladies à prions, in *Pour la science*, mars 1995, p.42-50.

31: M. Savey, L'encéphalopathie bovine spongiforme en Europe et en France, *Revue du Palais de la Découverte*, 263, 1998, p.25-34.

32: M. Schwartz, *Comment les vaches sont devenues folles*, O. Jacob, mars

参考文献
（原著者によるもの）

1: T. Alper, W. A. Cramp, D. A. Haig and M. C. Clarke, Does the agent of scrapie replicate without nucleic acid?, *Nature*, 214, 1967, p.764-766.

2: N. Bons et J. Brugère-Picoux, Le prions à la ville et au champ, *La Recherche*, juin 2000, p.46-51.

3: P. Brown, The phenotypic expression of different mutations in transmissible human spongiforum encephalopathy, *Rev. neurol.*, 148, 1992, p.317-327.

4: A. Carleton, P. Tremblay, J.-D. Vincent and P.-M. Lledo, A dose-dependent PrP-mediated facilitation effect on excitatory synaptic transmission in the hippocampus, *Eur. J. Physiol.*, 442, 2001, p.223-229.

5: F. Cathala, P. Brown, P. Castaigne et D. C. Gajdusek, La maladie de Creutzfeldt-Jakob en France continentale. Étude rétrospective de 1968 à 1977, *Rev. neurol.*, 5, Paris, 1979, p.439-454.

6: B. Chamak, La vache folle : une crise annoncée, *Pour la science,* février 1999, p.12-16.

7: L. Court and B. Dodet（eds.）, *Transmissible Subacute Spongiform Enchphalopathies* : *Prion Diseases*, Paris, Elsevier, 1996, 508p.

8: J. Cuillé et P. L. Chelle, *La tremblente du mouton est bien inoculable*, Compte rendu de l'Acad. des Sc., Paris, 206, 1938, p.1687-1688.

9: J.-P. Deslys, Les maladies à prions, « *Pour la science* », avril 1998, p.110-116.

10: J.-P.Deslys et A. Picot, *La vache folle*, *Les risques pour l'homme*, Flammarion, mai 2001, 127p.

11: D. Dormont, Biologie des agents transmissibles non conventionnels ou prions, in *Revue neurologique*, vol. 154, n°2, 1998, p.142-151.

12: J. Farquhar et D. C. Gajdusek（eds.）, Kuru, in *Raven Press*, New York, 1981, 338p.

13: L. Ferry et J.-D. Vincent, *Qu'est-ce que l'Homme?*, Paris, O. Jacob, 2000.

14: D. C. Gajdusek, Infectious amyloid.: subacute spongiform encephalopathies as transmissible cerebral amyloidoses, in *Fields Virology*, 3rd ed., ed. B. N. Fields, D. M. Knippe and P. M. Howley, chap. 91, Philadelphia, Raven Press, 1996, p.2851-2900.

15: J. Gerstmann, E. Sträussler et I. Scheinker, Über eine eigenartige hereditär-familiäre Erkrankung des Zentralnervensystems Zugleich ein Beitrag zur Frage des Vorzeitigen lokalen Alterns, Z. Ges. *Neurol. Psychiat.*, 154, 1936, p.748-762.

訳者略歴
一九五〇年生
東北大学理学部生物学科卒業（発生生物学専攻）
ローヌ・プーラン ジャパン（株）勤務ののち、京都大学理学部研修員（動物行動学）、京都大学留学生センター非常勤講師、龍谷大学非常勤講師などをへて、現在、総合地球環境学研究所助教授
主要訳書
アルバート・E・シェフレン『ヒューマン・テリトリー』（共訳、産業図書）
ロベール・ドロール『動物の歴史』（みすず書房）
アイブル＝アイベスフェルト『ヒューマン・エソロジー——人間行動の生物学』（共訳、ミネルヴァ書房）

プリオン病とは何か

二〇〇五年二月二〇日 印刷
二〇〇五年三月一〇日 発行

訳者© 桃木暁子（ももき あきこ）
発行者 川村雅之
印刷所 株式会社 平河工業社
発行所 株式会社 白水社
東京都千代田区神田小川町三の二四
電話 営業部〇三（三二九一）七八一一
編集部〇三（三二九一）七八二一
振替 〇〇一九〇—五—三三二二八
郵便番号一〇一—〇〇五二
http://www.hakusuisha.co.jp
乱丁・落丁本は、送料小社負担にてお取り替えいたします。

製本：平河工業社

ISBN4-560-50884-4

Printed in Japan

Q 哲学・心理学・宗教

Q 自然科学